人 民 健 康 · 名 家 科 普 丛 书

老年综合征的
防治与居家照护

总主编 王 俊 王建六

主 编 王晶桐

副主编 姜 娟

U0227379

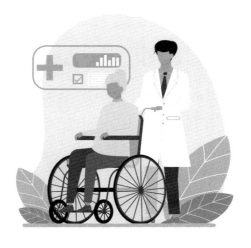

科学技术文献出版社
SCIENTIFIC AND TECHNICAL DOCUMENTATION PRESS
·北京·

图书在版编目（CIP）数据

老年综合征的防治与居家照护 / 王晶桐主编. — 北京：科学技术文献出版社，2024.6

（人民健康·名家科普丛书 / 王俊，王建六总主编）

ISBN 978-7-5235-0809-1

Ⅰ.①老… Ⅱ.①王… Ⅲ.①老年病—综合征—防治 Ⅳ.① R592

中国国家版本馆 CIP 数据核字（2023）第 184814 号

老年综合征的防治与居家照护

策划编辑：孔荣华 王黛君 责任编辑：吕海茹 责任校对：张吲哚 责任出版：张志平

出 版 者	科学技术文献出版社
地　　址	北京市复兴路15号　邮编　100038
编 务 部	（010）58882938，58882087（传真）
发 行 部	（010）58882905，58882868（传真）
邮 购 部	（010）58882873
网　　址	www.stdp.com.cn
发 行 者	科学技术文献出版社发行　全国各地新华书店经销
印 刷 者	北京地大彩印有限公司
版　　次	2024 年 6 月第 1 版　2024 年 6 月第 1 次印刷
开　　本	880×1230　1/32
字　　数	100千
印　　张	5.625
书　　号	ISBN 978-7-5235-0809-1
定　　价	39.80元

编 委 会

丛书序

"健康所系，性命相托"，铮铮誓言诠释着医者的责任与担当。北京大学人民医院，这座百年医学殿堂，秉承"仁恕博爱，聪明精微，廉洁醇良"的百年院训，赓续"人民医院为人民"的使命，敬佑生命，守护健康。

人民健康是社会文明进步的基础，是民族昌盛和国家富强的重要标志，也是广大人民群众的共同追求。党中央把保障人民健康放在优先发展的战略位置，注重传播健康文明生活方式，建立健全健康教育体系，提升全民健康素养。北京大学人民医院勇担"国家队"使命，以守护人民健康为己任，以患者需求为导向，充分发挥优质医疗资源的优势，实现了全员时时、处处健康宣教，以病友会、义诊、讲座多渠道送健康；进社区、进乡村、进企业、进学校、上高原，足迹遍布医联体单位、合作院区，发挥了"国家队"引领作用；打造健康科普全媒体传播平台，将高品质健康科普知识传递到千家万户，推进提升了国民健康素养。

在建院 105 周年之际，北京大学人民医院与科学技术文献出版社合作，25 个重点学科、200 余名资深专家通力打造医学科普丛书"人民健康·名家科普"。丛书以大数据筛查百姓常见健康问题为基准，结合北京大学人民医院优势学科及医疗特色，传递科学、精准、高水平医学科普知识，提高公众健康素养和健康文化水平。北京大学人民医院通过"互联网＋健康科普"形式，构建"北大人民"健康科普资源库和健康科普专家库，为实现全方位、全周期保障人民健康奠定并夯实基础；为实现"两个一百年"奋斗目标、实现中华民族伟大复兴贡献"人民"力量！

王俊　王建六

健康是老年人享受幸福晚年的基础，然而衰老是人类不可抗拒的自然规律，老年人不可避免地会面临各种健康问题，不得不应对多种慢性疾病。因此，老年人比其他人群更要关注健康。健康科普知识的宣传，可以帮助老年朋友达到提高自我保健、促进健康的目的，对实现健康老龄化具有重要意义。

老年人群慢性疾病高发，衰老的过程中身体各项功能减退，会出现吞咽功能障碍、记忆力下降、尿失禁、骨量下降、肌肉减少等老年特有的问题。因此，老年患者需要更多地了解衰老过程中的变化，才能从容面对衰老；了解老年综合征相关的照护知识，才能更好地维护身体的各项功能，避免跌倒、骨折、感染等不良事件发生。

我们作为老年科医生，每天为老年人服务，有机会充分了解老年患者对健康的疑问、常见误区及需求。因此，针对老年患者常见的老年综合征、骨质疏松症、肌少症、老年居家照护等老年朋友关注的问题，我们编写科普知识，帮助老年人提升疾病防治和识别意识、助力健康中国是我们出版这本科普书籍最淳朴的初衷。

参与本书编写的作者都是常年工作在临床一线、为老年患者服务的医务工作者，内容是根据老年患者的特点及需求收集、挑选的。科普知识的撰写与医学专业书籍不同，为了做到通俗易懂、适合老年人阅读及理解，我们尽量避免使用深奥的专业术语，同时广泛接纳来自患者、家属审读后的意见和建议，希望真正能帮助到老年人。

本书的编写得到了社会多方的支持，体现了社会对老年群体的关爱。感谢"国家重大疾病多学科合作诊疗能力建设项目——肌少症""北京大学医学部大健康国际研究院：以 ICOPE 为基础维护老年人内在能力及提升健康寿命的应用探究"基金支持，我们感受到国家、北京大学医学部对人口老龄化和老年人健康的高度重视。同时，要感谢科学技术文献出版社，出版工作细致入微，内容排版等方面充分考虑了老年人的阅读需求。还要感谢为这本科普书籍付出努力的每一位同道、朋友和家人，让我们共同努力，守护老年人的幸福晚年，提高老年人健康素养和健康水平。

王晶桐

目 录

· · · ·

第二章

骨质疏松症 ……………………………………… **39**

● ● ●

第三章

● ● ●

第四章

● ● ●

第五章
老年人居家照护 ············ **123**

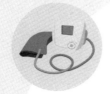

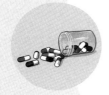

第一章

老年综合征

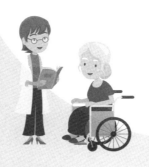

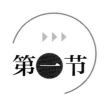

第一节

快速了解老年综合征

Q: 什么是老年综合征?

随着年龄增长,各器官系统功能退化,老年人会出现一系列非特异性的症状和体征。这些症状严重降低老年人的生活能力,影响老年人的生活质量,显著缩短老年人预期寿命。这些老年人群中的非特异性的症状和体征被称为老年综合征。

老年综合征不等于疾病。举例来说,糖尿病、高血压或冠心病可以称为疾病,疾病通常有特异性的症状和体征,符合相应的诊断依据后称为"疾病"。比如,急性心肌梗死的症状通常为持续的心前区疼痛,心电图、心肌酶学改变及心脏影像学结果符合相应诊断标准后,医生则做出"急性心肌梗死"的诊断。而"老年综合征"是指一系列非特异性的症状或体征,如跌倒、吞咽障碍、尿便失禁、认知下降等,它往往不能用单一疾病进行诊断和治疗,这些情况称之为"老年综合征"。

老年综合征是目前老年医学的重要内容。老年综合征的管理是老年医务工作者的主要工作,需要医护人员共同参与。

Q: 老年人食欲变差，有什么影响？

人体器官、组织功能随着年龄的增长而减退，体现在老年人的身上，其胃肠道功能会有显著的改变，如吞咽功能、上段食管运动功能、结肠运动功能、胃肠道免疫功能及胃肠道对药物的代谢能力都会下降。并且随着基础代谢率的下降，老年人对能量的生理需要量也是处于逐渐下降的状态。因此，绝大部分老年人均有食欲较年轻时变差的表现。

如果是轻微的食欲变差，不会引起老年人身体上的不适，并不需要马上就医，可以通过改变一定的生活环境、调整饮食模式、适量增加运动等方式来增强食欲。

如果食欲下降严重，引起老年人严重的身体不适，如出现营养不良、乏力、消瘦等症状，那就需要及时就医，由专业的医生进行判断是否需要进行相应的检查，评估疾病情况。

Q: 如何判断老年人有没有营养不良？

营养不良是指营养物质摄入不足，表现为能量—蛋白质缺乏或微量营养素缺乏，机体的营养需求不能得到满足，从而对机体形态、功能及临床结局造成不良影响的综合征。满足下述 2 个条件中的 1 条，即可诊断为营养不良：①体质指数（BMI）$< 18.5 \, kg/m^2$；②非意愿性体重下降，与平时体重相比，在任何时间内体重下降 $> 10\%$；或在近 3 个月内体重下降 $> 5\%$，且 BMI $< 20 \, kg/m^2$（< 70 岁）或 BMI $< 22 \, kg/m^2$（$\geqslant 70$ 岁）。BMI= 体重（kg）÷ 身高 ^{2}（m^2）。

那么，什么样的老年人需要进行营养不良风险评估呢？是不是已经发生了体重下降的患者才需要呢？并不是。所有老年人，包括超重和肥胖者，无论其疾病如何，均应常规进行营养筛查，明确是否存在营养不良或营养不良风险。建议老年人定期就诊于专业的老年科门诊，进行营养评估，包括程度、病因或诱因，以及可能的不良预后。营养不良的老年人应进行个体化的营养干预。老年科门诊可以对老年人进行多种维度的营养评估，常用手段包括一些人体测量学指标（如小腿围、上臂围、三头肌皮褶厚度等）检测，以及一些营养风险筛查量表等。

Q: 老年人经常记不住事情，是因为"老了"吗？

目前普遍观点认为，老龄化不可避免地造成认知功能的下降，但只是认知的某些方面受到衰老的影响。老年人的认知功能体现在多个方面，如一般智力、注意力、执行功能、语言等，记忆只是其中一个方面。老年人的记忆情况也呈不同的表现，比如，正常衰老的老年人，远期记忆及程序性记忆的记忆功能是保存的，学习回忆新信息的记忆功能往往呈现下降表现。举例说明，老年人往往表现出对过去的经历，尤其是多年前发生的事情记得非常清楚，对已熟悉事物的操作记忆也会保留下来，如记住如何骑自行车。但是对于新学习的事物的记忆，比如，如何操作新家电，往往表现为难以记住。

健康衰老的老年人会表现出记不住事情，在某些疾病状态下，如阿尔茨海默病、血管性痴呆等也会表现为记忆力下降，而且在疾病早期阶段，两者往往难以区分，所以需要及时就诊于神经内科。

Q: 头晕和眩晕是一回事吗？

头晕和眩晕两者有所重叠，但又不尽相同。

头晕是常见的老年综合征，是指人体空间位置和稳定性的损害。当平衡系统中任一部位病变导致信息传入失真且不能协调而引起的平衡感觉改变时，便出现头晕。而眩晕是机体对空间定位障碍而产生的一种运动性或位置性错觉。简单来说，头晕一般表现为头部的闷胀不适感，而眩晕一般表现为运动错觉，如摇摆感或旋转感。

在临床上，眩晕更多见的是由前庭疾病引起的。前庭位于内耳，它可以感受头位置的变化，使人体保持平衡。老年人常见的前庭疾病包括梅尼埃病、良性阵发性位置性眩晕（俗称耳石症）、复发性前庭病及耳毒性药物所致的前庭疾病。而引起头晕的疾病很多，如中枢神经系统疾病（如脑缺血、脑出血）、低血压及多种系统性疾病（如甲状腺功能减退、贫血、电解质紊乱、高血压等）。老年人往往很难自行甄别头晕的原因，需进一步就诊，由医生进行疾病的判断。

Q: 老年人发生晕厥的原因有哪些？

很多人对"头晕""黑矇""晕厥"的概念不明确，认为是一回事，或者不确定自己头部不适属于哪一种情况。上面三种情况里，晕厥是最严重的，往往伴有意识丧失。晕厥是指一过性全脑血液低灌注导致的短暂意识丧失，特点为发生迅速、一过性、自限性并能够完全恢复。发作时因肌张力降低，不能维持正常体位而跌倒。晕厥发作前可有先兆症状，如黑矇、乏力、出汗等。

老年人发生晕厥的原因很多，医学上可以分为三大类：反射性晕厥、直立性低血压性晕厥和心源性晕厥。老年人晕厥最常见的原因依次为直立性低血压性晕厥、反射性晕厥及心律失常。

晕厥不等于意识丧失，晕厥往往指非常短暂的意识丧失，它和长时间的意识丧失不同，两者的发病机制和临床特点，以及后续的治疗方案均有很大差异。晕厥可能会带来严重的后果，因此，如果老年人发生晕厥，应及时就医，在医生指导下进一步进行相关检查以明确晕厥的原因并治疗。

Q: 老年人为啥睡眠时间短？

衰老本身就会引起老年人睡眠的改变，与年轻人相比，老年人有更多的夜间唤醒和觉醒，夜间总睡眠时间减少，导致了睡眠质量降低。美国一项调查显示，65 ~ 85 岁老年人平均夜间睡眠时间为 7 ~ 8 小时，但是由于老年人合并的其他疾病，如心、肺疾病、前列腺增生等，更容易影响睡眠质量，使老年人的夜间睡眠时间缩短。同时，老年人也更容易受心理因素、环境因素及健康因素的影响，从而影响睡眠时长。比如，当老年人患有疾病而需要使用某些药物时，可能引起中枢神经系统兴奋，从而导致睡眠时间缩短；睡眠环境嘈杂会使老年人难以进入睡眠，使睡眠时间缩短，导致睡眠质量降低。

Q: 老年人出现心境低落正常吗？

老年人长期心境低落，提示老年人可能发生了抑郁。抑郁是以情绪低落、兴趣与精力下降、快感缺乏、精神活动的抑制和减少为主要临床表现的综合征。抑郁其实在老年人群中的发病率很高，占老年人口总数的 3%～9.1%，而抑郁症状在老年人群中的发生率高达 61.72%。老年抑郁一般病程较长，会给患者和家庭带来很大痛苦，加重社会经济负担，具有缓解和复发交替的倾向，且部分老年人会发展为难治性抑郁障碍。

需要额外注意的是，老年抑郁往往很难识别。由于老年人的社会学特点，很多临床表现会掩盖老年人抑郁的诊断，它往往与老年人的其他疾病共存，引起老年人功能损害，给疾病的治疗带来很大困难。

Q: 衰弱等同于衰老吗？

衰弱不能等同于衰老。衰老是老年人随着年龄的增长出现的正常的生理状态，而衰弱是指一种由于机体退行性改变和多种慢性疾病引起机体易损性增加的老年综合征。简单来说，老年人随着年龄的增长都会发生衰老，但是老年人可能表现衰弱，也可能表现健壮。

衰弱的诊断需要专业的医生通过不同的评估量表对老年人的疾病状态、营养情况、活动情况及力量情况进行综合评估后，进行相应的判断。衰老是不可逆的，而衰弱是可逆的，通过加强营养、坚持合理运动等方式，可以逆转衰弱，恢复健壮。

Q: 老人经常感觉无力、虚弱，正常吗？

老年人经常感到无力、虚弱的原因很多。随着年龄的增长，老年人骨骼肌含量下降，如果没有及时配合营养的补充和运动的锻炼支持，很容易发生骨骼肌减少症，这就会使老年人感到浑身无力、虚弱。

有一些疾病也会使老年人感到无力、虚弱，如反复发作的低血糖、低血压、心功能不全、肺功能下降等。如果是上述因素导致的老年人无力、虚弱，则为病理性的，需要及时到医院就医，治疗疾病，从而改善老年人无力、虚弱状态。

除上述因素外，老年人无力、虚弱也可能是衰弱的表现。衰弱还可能表现为无法解释的体重下降、反复感染、躯体功能受损（如肌力减弱、步行缓慢、握力降低等），肢体平衡功能受损（不能维持步态的完整性）。衰弱并不是指某一种单一的疾病，这是老年人的一种状态。已经发生衰弱的老年人，需要及时到医院老年科就诊，排查导致衰弱的可能诱因并进行治疗，以维持老年人良好的身体健康状态。

Q: 老年人常常担忧身体且浑身不适，需要就医吗?

老年人生理功能下降，会出现身体多器官功能下降，表现为活动能力下降、认知下降等一系列临床表现。老年人在面对这些躯体功能变化时，常常会过分担忧且出现浑身不适。正确的处理方式是根据情况积极调整心态，正确面对衰老所带来的身体变化，可以适当地户外活动、与亲朋交流沟通，以平和的心态面对年龄增长所带来的身体变化。如仍有身体上的不适情况，老年人无法自行判断是生理因素还是病理因素，可以到医院就诊，寻求医生的帮助，明确身体不适的原因。如发现已患有疾病，需用积极乐观的态度配合治疗，调整生活方式，全方位地维持老年人良好的身体健康状态。

还需要警惕另外一种情况，就是由老年焦虑所引发的浑身不适，必要时应及时就诊于医学心理科门诊，尽早发现并治疗焦虑状态引起的身体不适。因为此种情况不仅影响老年人的身心健康，更会为老年人的家庭生活增加负担。

Q: 进入老年，身体会发生哪些变化？

皮肤及其附属物的改变：皮肤失去红润，变得苍白、粗糙、松弛，有了皱褶，弹性减弱，出现老年疣、老年色素斑等；毛发失去光泽、易断裂，还会出现脱发；细胞和汗腺数量减少使得皮肤干燥易痒，排汗能力差而容易中暑；皮肤的毛细血管减少，功能减退，血管脆性增加；手指甲、脚指甲变厚等。

神经系统的改变：老年人大脑逐渐萎缩，脑重量减轻，脑细胞数量相应减少 20% ~ 50%；神经传导功能下降，大多数老年人会出现感觉迟钝；老年人容易疲劳、睡眠欠佳、睡眠时间减少；对刺激做出反应的时间延长。

循环系统的改变：随着老龄化的进程，心肌逐渐萎缩和肥厚，结缔组织增生、弹性降低，使心脏收缩力减弱、心跳减慢，心脏每次搏动输出的血量减少，心脏负荷增加，使得老年人心脏增大；心瓣膜的退行性变以二尖瓣和主动脉瓣为主，导致主动脉瓣狭窄和二尖瓣关闭不全；心脏的起搏系统也发生退行性变，房室结、房室束和束支都有不同程度的纤维化；动脉内膜增厚，大动脉扩张而屈曲，小动脉管腔变小；动脉逐渐发生粥样硬化，静脉内层弹性消失，血管扩张，形成静脉曲张。

呼吸系统的改变：老年人鼻黏膜萎缩，易患干性鼻炎；喉肌及喉部弹性组织萎缩；气管软骨钙化，小气道管腔变窄，呼吸肌萎缩，老年人易发生呼吸系统疾病及全身性疾病的肺部症状。

消化系统的改变：牙齿老化导致牙齿易松动脱落；唾液分泌减少；大肠和小肠的重量下降并退化，蠕动无力，消化酶减少；肝功能下降，胆囊和胰腺的功能也同时下降，导致整体消化能力大大减弱。所以老年人会产生消化不良、营养不良、排便困难及便秘，以及由于肛门外括约肌松弛而大便失禁等。

泌尿系统的改变：肾脏萎缩，重量减轻；膀胱容量变小，排空膀胱的感觉迟钝，容易发生尿频和膀胱炎；膀胱丧失了紧张性，更容易出现没有任何症状的感染，有些老人会出现小便失禁。

运动系统的改变：骨骼容易发生变性和骨折；骨的再生和修复能力减退；关节软骨钙化，肌肉萎缩失去弹性。

正是因为上述系统随着年龄增长发生的改变，老年人容易发生多种老年综合征的问题，如果有相应的不适且影响到生活，应及时就医，进行相应的评估及治疗。

Q: 老人经常睡不好、睡不着，需要就医吗？

可能很多人都听说过"老人觉少"的说法，说的就是随着年龄的增长，人们对睡眠的需求逐渐减少，很多老人有晚上睡不着、睡不好的问题，那么为什么会出现这种现象呢？

老年人睡眠不好可能与年龄、心理、环境及健康因素密切相关。随着年龄增长，机体会出现一系列生理变化，包括调节人体睡眠的激素分泌较少；对家庭琐事过分操劳，退休后社会活动减少引发焦虑及失落、空虚感；睡眠环境嘈杂、日间睡眠过多；老年人因患病需要服药等。这些因素都可能影响夜间睡眠。

Q: 老人睡眠不好应该怎么做？

首先，老年人应该保持愉快的心情，多进行户外活动，避免白天睡眠过多，纠正不良的睡眠习惯。

其次，家属应为老年人营造安静舒适的睡眠环境。

最后，在调整了生活习惯后，如果睡眠没能得到有效改善，必要时可以在医生指导下合理使用镇静、安眠类药物。

Q: 什么是慢性疼痛困扰？

慢性疼痛是指持续 1 个月以上的疼痛，可引起情绪和心理紊乱，严重影响患者的生活质量。随着人口老龄化的不断加剧，慢性疼痛的发病率也不断增加。慢性疼痛对各年龄阶段人群的生活质量均有较大影响，对老年人的影响尤为显著。

慢性疼痛普遍存在于老年人群中，常见原因包括腰椎间盘突出、颈椎病、骨质疏松、骨性关节炎、椎管狭窄、肩周炎、肌筋膜炎、糖尿病性周围神经病变、带状疱疹、类风湿关节炎、痛风、癌症等。由于合并较多的基础疾病，慢性疼痛的老年人更容易发生功能受限、抑郁和焦虑，导致社会交际能力降低、睡眠和食欲障碍等，严重降低生活质量，增加治疗费用。

老年人慢性疼痛的原因有很多，对慢性疼痛的诊断及评估需要通过详细问诊及查体、认知及精神状态评估、多学科综合评估、化验检查结果综合判断。目前对于老年人，慢性疼痛的改善主要通过药物和非药物的治疗方式。药物是最常用的方法，选择治疗药物时要根据患者疼痛程度、基础疾病、药物不良反应等进行综合考量。非药物治疗主要包括物理治疗、微创介入治疗及心理治疗。

老年人慢性疼痛持续时间长、复发率高，需要老年患者长期进行预防保健和对症治疗。在日常生活中，老年患者要注意避免劳累，改变不良生活习惯，保持精神愉快，避免精神刺激，加强相应的功能锻炼，以达到最好的远期效果。

第二节

身体"年龄"评估

Q: 什么是老年综合评估？

老年人群是一个有着特殊生理特点的群体。随着年龄增长，老年人各器官系统功能逐渐下降，慢性病发病增多。由于衰老、疾病、心理及社会环境等多种因素累加，老年人多个系统对应激表现出脆弱性，常见的老年综合征包括衰弱、跌倒损伤、压力性损伤、疼痛、认知障碍、失禁、便秘、晕厥、谵妄、睡眠障碍等。

老年综合评估（CGA）是采用多学科方法来评估老年人的躯体健康、功能状态、心理健康和社会环境状况，并制订和实施以保护老年人健康和功能状态为目的的防治计划，最大限度地提高老年人的功能水平和生活质量。老年综合评估不仅仅是评估，也包括评估后的处理，实际上是多学科的诊断和处理的整合过程。

老年综合征常被认为是老年人年龄增长的正常表现，容易被忽视。综合评估有利于老年综合征的早期发现、早期干预，避免造成严重后果，最大限度地提高老年人的生活质量。

Q: 所有老人都需要进行评估吗？

并非所有老人都需要进行一整套的老年综合评估。老年综合评估的目标人群包括：有多种慢性疾病、多种老年问题或老年综合征者，以及伴有不同程度功能损害的人群。他们通常是能通过老年综合评估和干预而获益的衰弱老年患者。

对于合并有严重疾病（如疾病终末期、重症患者）、严重认知功能障碍、完全失能的老年人，可能不需要进行整套的老年综合评估，可根据患者个体需求酌情进行部分老年综合评估。

如肿瘤晚期患者、急性感染性疾病患者，他们的机体消耗较大，容易合并营养不良，医生可能会对其进行营养筛查评估，再根据筛查对症进行营养支持。

严重认知障碍的患者可能会伴有焦虑、抑郁等情绪障碍，根据具体情况可行焦虑、抑郁等量表评估。

Q: 老人经常忘事儿，需要评估吗？

随着年龄的增长，大脑的功能也开始逐渐衰退，其中一个很重要的表现就是健忘。那么，老年人出现什么样的"忘事儿"需要进行评估呢？

大脑正常老化可以引起记忆力下降，这种记忆力下降主要表现在学习新知识、记住新事物、回忆信息等需要花费更长时间，且更容易分心，难以同时完成多项任务。当老人出现记忆力减退的同时出现以下情形时需重视。①难以完成日常活动，如以前常用的家电忘记了怎么使用；②语言表达出现困难，语言重复或词不达意；③外出常常迷路，不知道自己身在何处；④记不清亲戚朋友的名字、日期；⑤性情发生改变；⑥出现幻听、错觉等精神行为障碍。若这些情形出现，则应警惕阿尔茨海默病的可能，应当及时就诊，进行专业评估。

阿尔茨海默病主要表现为智能的衰退，不只是记忆力下降，还包括理解力、定向力、计算能力、日常生活能力等下降或障碍。有些患者还会出现情绪障碍，表现为抑郁或焦虑、易怒等。

Q: 如何对老人进行衰弱评估？

衰弱是指老年人生理储备下降导致机体易损性增加、抗应激能力减退的非特异性状态。衰弱老人经历外界较小刺激即可导致一系列临床负性事件的发生。

衰弱人群的识别十分重要，对所有 70 岁及以上人群，或最近 1 年内在不刻意节食的情况下出现体重下降超过 5% 的人群，推荐进行衰弱的筛查和评估。

衰弱评估的常用方法有以下几种。

（1）Fried 衰弱量表：包含五项内容，其中握力、行走速度需要医生进行测定评估。①不明原因体重下降；②疲乏；③握力下降；④行走速度下降；⑤体力活动下降。满足上述症状 1 ~ 2条为衰弱前期，满足 3 条或以上即为衰弱。Fried 衰弱量表评估可独立预测 3 年内跌倒、行走能力下降、日常生活能力受损、住院率及死亡概率，便于采取措施预防不良事件，目前在临床和研究中应用最多，适用于医院和养老机构。

（2）衰弱指数（FI）：指个体在某一个时点潜在的不健康测

量指标占所有测量指标的比例。FI能很好地评估老年人衰弱程度、预测临床预后，在临床研究、社区应用上的使用较为广泛，但评估项目多，需要专业人员进行评估。

（3）FRAIL量表：此量表包括5项内容。①疲劳感；②阻力感，上一层楼梯即感困难；③自由活动下降，不能行走1个街区；④多种疾病≥5个共存；⑤体重减轻，1年内体重下降＞5%。满足上述情况1～2条为衰弱前期，满足3条或以上即为衰弱。这种评估防范较为简易，更适合进行快速临床评估。

老年人通过以上方法的评估，可以判断是否处于衰弱或衰弱前期，及时发现异常，及时就医，从而改善衰弱的状态。

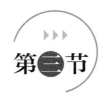

老年人的大小便问题

Q: 如何远离便秘?

在日常生活中,很多老年人都经受过便秘的困扰。年龄超过 60 岁的老年人,便秘发生率明显增高,是年轻人的 2 ~ 3 倍。且随着年龄的增长,女性比男性发生率更高。结直肠和盆底功能障碍、神经递质及多种胃肠道神经肌肉病变在慢性便秘的发生中发挥重要作用。

首先,老年人由于脏器功能发生生理性衰退,肠道蠕动能力下降,会发生排便无力;其次,老年人活动量较少、饮食过于精细、食物中膳食纤维含量较少,均能导致排便困难;再次,老年人还可能因为合并慢性疾病,长期口服药物影响胃肠功能,导致便秘。

基于此,对于预防老年人便秘,需做好以下几点。

(1)养成良好的排便习惯:每天固定时间内排便有助于形成排便反射。

(2)多喝水、多吃含膳食纤维的食物:多喝水可增加肠道的润滑度;多吃含膳食纤维的食物能够刺激胃肠蠕动。

(3)增加户外活动:每天适当增加户外活动,如慢跑、快走、跳舞等，可以促进胃肠蠕动。

（4）谨慎使用药物：在对慢性疾病治疗药物的选择上，谨慎使用容易影响肠道蠕动的药物。

Q: 老年人便秘如何处理？

老年人便秘可能导致一系列不良后果，那么，老年人出现便秘的时候我们应该怎么办呢？

首先，可以尝试调整运动、饮食及排便习惯。坚持锻炼身体，多进行室外活动，有助于促进胃肠蠕动，改善便秘。在日常饮食中增加粗粮含量，可以保证膳食纤维的摄入，促进胃肠蠕动，改善便秘。养成定时排便的好习惯、适当多饮水、按摩腹部等方式都可能缓解便秘。

其次，可以通过口服通便药物改善便秘。在药物治疗方面首选乳果糖，乳果糖是比较温和的药物，可以促进肠道菌群的繁殖、促进水分保留，防止便秘。口服益生菌也可以通过调节肠道菌群，改善便秘。

最后，对于反复出现便秘的老年人，尤其是便秘与腹泻交替出现时，需尽早到医院就诊，在医生指导下进一步检查，排除其他消化系统疾病。

Q: 可以用哪些通便药物？

老年人出现便秘后，首先应通过调整饮食结构和生活习惯来缓解，如避免进食辛辣刺激性食物、多吃蔬菜水果以增加膳食纤维的摄入、适当多饮水、增加运动、建立良好的排便习惯等方式。

在上述调整生活习惯的基础上，还可以通过口服通便药物改善便秘。

（1）容积性泻药：通过滞留粪便中的水分，增加粪便含水量和粪便体积起到通便作用，主要用于轻、中度便秘患者，服药期间应注意摄入足够水分。

（2）渗透性泻药：可在肠内形成高渗状态，吸收水分，增加粪便体积，刺激肠道蠕动，主要包括聚乙二醇和不被吸收的糖类（如乳果糖），其严重不良反应罕见，推荐用于慢性便秘患者的长期治疗。

（3）刺激性泻药：作用于肠神经系统，可增加肠道动力和刺激肠道分泌，但其长期使用易出现药物依赖、吸收不良和电解质紊乱，还可引起结肠黑变病，故可短期、间断用于病情严重的患者。

Q: 老年人"大便渗漏"有问题吗？

老年人"大便渗漏"是指不自主地经肛门排出稀便，是大便失禁的一种。大便失禁是指肛门括约肌失去对粪便及气体排出的控制能力，属于排便功能紊乱。

排便与控便由一系列复杂的生理过程调控，包括肛门直肠和盆底的正常运动，以及神经和体液对直肠平滑肌及盆底横纹肌运动功能的调节，任何因素引起控便与排便功能障碍都可能导致大便失禁。患者的认知水平下降、行动能力下降、年龄增长、腹泻、肛门括约肌和盆底肌肉组织损伤等因素均可以导致大便失禁。患者的认知水平越低对排便的控制能力就越差。行动受限、生活自理能力下降、偏瘫的患者也更容易发生大便失禁。

老年人肛门括约肌松弛、认知水平下降、行动能力下降等是导致老年人出现大便失禁的主要原因。肛门括约肌松弛者，可以通过积极进行提肛运动而改善，一般建议一天做 2 次，每次做 30 ~ 50 下。同时应该积极就诊，进行全面评估及专业诊疗。

Q: 老年人"漏尿"正常吗？

不少老年人都出现过"漏尿"现象，"漏尿"就是尿失禁。尿失禁是由于膀胱括约肌损伤或神经功能障碍导致排尿自控能力下降或丧失，使尿液不自主地流出。尿失禁可以发生在任何年龄及性别的人群中，其中，以女性及老年人多见。

随着年龄的增长，老年人出现"漏尿"是正常的。但应除外其他不适症状，如尿急、尿痛、排尿困难、大便失禁等。这些都提示可能是其他疾病导致了尿失禁的发生。

我们应正确看待老年人尿失禁。作为家人，应帮助老人保持好心情，减少老人的思想负担，不能嫌弃老人，要多陪伴老人。老人也可以通过适当锻炼来改善尿失禁症状。

Q: 老年人尿失禁可能有哪些原因？

在老年人中，尿失禁通常分为压力性、急迫性、充盈性及功能性尿失禁 4 种。

（1）压力性尿失禁：特征是漏尿与引起腹内压增高的活动有关，如咳嗽、喷嚏、大笑或锻炼。在老年女性中，怀孕、阴道分娩、手术瘢痕、雌激素水平降低或肥胖所致的盆底肌松弛均可导致压力性尿失禁。

（2）急迫性尿失禁：特征是有强烈或突然的尿意后很快出现漏尿。如果逼尿肌收缩产生的膀胱压力超过尿道括约肌的作用，就可能导致漏尿。逼尿肌过度活动在老年人中经常是特发性的，但也可能与某些神经系统疾病相关，包括脑卒中、帕金森病和阿尔茨海默病。

（3）充盈性尿失禁：是膀胱中的尿量超过膀胱总容量而导致的漏尿。充盈性尿失禁主要与膀胱活动低下及膀胱出口梗阻有关。膀胱活动低下可以发生在急性疾病中，如尿道感染或使用药物；也可以发生在慢性疾病中，如糖尿病或慢性膀胱活动低下。膀胱出口梗阻主要见于前列腺增生的老年男性患者。

（4）功能性尿失禁：为泌尿系统功能正常时出现的漏尿，通常由身体和认知损伤或系统性疾病等因素引起，在严重残疾的老年人中更常见。

另外，有症状的尿路感染、谵妄、萎缩性阴道炎、药物使用、精神疾病、活动受限、粪便嵌塞等病因也可以导致老年人出现尿失禁，在上述病因解除后可有效缓解尿失禁症状。

🅠 老年人尿失禁如何治疗？

大多数尿失禁患者通过盆底肌肉功能锻炼、药物或手术等治疗，可以很好地控制尿失禁，尤其是早期治疗，效果更佳。

困扰老年女性的压力性尿失禁，主要是咳嗽、大笑使腹腔压力增高时，尿道括约肌和一些支持骨盆内器官的盆底肌肉群不能很好地关闭尿路的阀门所致。因此可以进行一些盆底肌锻炼来增加肌肉功能，比如，有一种训练方法叫作凯格尔训练法，通过重复进行提肛运动，保持 5 ~ 10 秒，然后慢慢放松 5 ~ 10 秒，每天坚持 40 ~ 50 次，也能获得很好的效果，此法简便易行而且有效，可以在家自己锻炼。此外，对于一些肥胖的老年人，适当减重也是有效的。

急迫性尿失禁主要是膀胱过度活动导致的，老年人常常在急迫想要排尿的同时出现尿液溢出，可以采用膀胱训练及一些膀胱松弛剂帮助恢复膀胱功能。合并糖尿病的老年人，控制好血糖也能帮助改善尿失禁。

大多数尿失禁是不需要手术的，但当药物疗效欠佳、不能坚持或不能耐受时，建议到医院就诊，评估是否行手术治疗。目前一些微创手术，如吊带手术，通过将一根吊带固定在体内，经过尿道的中段，提供一个支撑力，可帮助患者控制小便溢出，对改善尿失禁有一定帮助。

Q: 尿失禁的老年人在生活中要注意什么？

尿失禁是老年人很常见的一种疾病，尤其是老年女性。因此，生活中出现尿失禁时不必羞于启齿、讳疾忌医，要保持积极的心态，只要做到早预防、早诊断、早治疗，老年人都有机会彻底摆脱尿失禁的烦恼。

养成良好的排尿习惯，应注意避免憋尿，一旦有尿意应尽快排空膀胱，长时间憋尿不仅会损伤膀胱逼尿肌功能，导致膀胱排尿功能受损，还会增加尿路感染的风险。

饮食上避免食用辛辣刺激的食物，多吃一些富含膳食纤维的食物，有助于保持排便通畅。避免喝咖啡、浓茶，因为咖啡因具有一定的利尿作用，可能会加重尿失禁。肥胖的老年患者，应少吃一些油腻、高脂肪的食物，积极减重，有效控制体重可以降低腹压，减少对膀胱的压迫，帮助改善尿失禁。

对于严重尿失禁、需要长期穿纸尿裤的老年人，尿液可能会刺激皮肤，使臀部出现皮疹或皮肤感染，同时增加尿路感染的风险。因此，应做好臀部皮肤的卫生工作，保持臀部皮肤干爽、清洁，选择合适的纸尿裤并定时更换。

Q: 老年女性尿频、尿急怎么办？

正常人白天一般排尿 5 ~ 6 次，夜间 0 ~ 2 次，每次尿量在 200 ~ 300 mL，若白天排尿超过 8 次，晚上超过 2 次，则需考虑存在尿频症状。

尿频、尿急在老年女性中并不少见。当出现尿频、尿急症状时，首先考虑是否存在尿路感染，如膀胱炎、尿道炎。因为老年女性在绝经后，体内的雌激素水平下降，失去了雌激素的保护，尿道会出现萎缩，尿道和膀胱黏膜会变薄，对外界细菌的抵抗力会下降。同时，女性的尿道口与肛门、阴道口之间的距离比较近，也容易造成相互感染。除了尿频、尿急，还可出现尿痛，甚至尿液发红。此时，最方便的检查手段就是进行尿常规检查，看看尿中有没有细菌、红细胞、白细胞。如果有感染存在，可能需要抗生素治疗，平时也要注意多喝水，勤排尿，注意个人卫生，加强运动，不要过度劳累。

还有一些老年人是由于尿道括约肌的力量减弱，子宫肌瘤、子宫脱垂等压迫膀胱，或者膀胱里面长了东西，使膀胱的有效容量减少，膀胱不能储存过多的尿液，引起尿频、尿急的症状。这时候就需要进行膀胱超声检查或妇科超声检查，以判断膀胱及周围器官的情况。

还有一类患者尿频、尿急是膀胱过度活动症引起的。这些老年人往往尿液化验结果正常，其症状和普通尿路感染没有明显的区别，但按照尿路感染治疗效果却不好。此时，可以做一个尿动力检查来看看是否存在膀胱过度活动，一旦确诊，可以通过口服一些膀胱松弛剂来帮助缓解症状。

Q: 老年人频繁起夜应该注意什么？

有些老年人，经常夜里起来上厕所，有时一晚上要去好几趟。老年人频繁起夜，要考虑两种情况：一种是睡眠质量差，夜里经常醒，醒了就想上厕所；还有一种则是由于膀胱病变或男性前列腺病变，或者全身疾病所致。

首先，老年人起夜时，起床动作一定要缓慢。经常有老年人因为夜里起夜突然晕倒来就诊，大多数是直立性低血压引起，也就是突然从躺着变成站立位，引起血压快速下降，脑供血短时间减少，随即出现晕厥。还有一些老年人，睡前服用抗失眠药，夜里突然起身上厕所，可能会感到头昏昏沉沉，导致跌倒。因此老年人在起床后，先不要着急起身，慢慢坐起来，再在床沿坐一会儿，然后再去上厕所，整个过程一定要慢，这个很重要。

其次，要做好防护。比如，在床头安装床头灯，在卫生间增加防滑垫和扶手；平时清理地上的杂物或者电线，避免夜间看不清而跌倒；也可以在床边放置小便器，减少去厕所的次数。

　　除此以外，从根本上减少夜尿症状也很重要。对于有严重失眠问题的老年人，可以辅助应用一些助眠药，而存在尿路感染或全身疾病的老年人，则需要积极控制原发病。

第四节

老年人的服药问题

Q: 老年人可以长期服用止痛药吗?

老年人常常面临各种疼痛的问题,如牙痛、肌肉痛、关节痛、头痛等。这个时候就不得不寻求止痛药来帮助缓解症状,那么止痛药能长期服用吗?

非甾体抗炎药是目前应用比较广泛的一类止痛药,如吲哚美辛、对乙酰氨基酚、布洛芬、双氯芬酸钠等。此类药可以阻断合成致炎和致痛物质的酶,从而起到解热、镇痛、抗炎的作用,特点是作用相对弱,但不会产生依赖性和成瘾性。然而,其最大的危害就是胃肠道反应,长期用药可能会导致胃溃疡,严重者可能出现胃出血,甚至胃穿孔。

另一种较强的止痛药主要是曲马多和阿片类镇痛药。这类药物镇痛作用强,但是长期应用会产生一定的依赖性和成瘾性,有一些人还会出现便秘、恶心、呕吐、头晕等不适症状。因此,一定要在医生的指导下用药,尽量从低剂量开始,逐渐调整剂量。

止痛药是把双刃剑,既能帮助我们缓解疼痛,又能引发一些严重不良反应。因此,对于出现疼痛的老年人,首先要及时就诊检查，明确疼痛的原因，避免因为用药而掩盖症状，延误诊断和治疗。对于确实需要服药的人，建议在疾病活动时遵医嘱规律、规范用药，症状缓解后，积极咨询医生是否需要停药或者减量。在服药过程中要关注有没有不适症状，尽量避免多种止痛药物同时使用，这并不会增加疗效，反而会增加不良反应。

Q: 老年人能长期服用安眠药吗？

很多老年人深受失眠的折磨，需要吃安眠药才能入睡，但是这些药物能长期服用吗？

首先，老年人应明确失眠的具体原因是什么。对于一些近期睡眠紊乱，或者存在焦虑、抑郁等情绪问题，导致身体和大脑无法放松者，可以短期内应用安眠药帮助入睡，但不建议长期服用。因为长期服药会引发一些不良反应。

地西泮、艾司唑仑等苯二氮䓬类药的特点是药物作用持续时间长，因此第二天白天还会有困倦疲乏、昏昏欲睡的情况，容易导致精力无法集中。

佐匹克隆、酒石酸唑吡坦这类药的特点是起效快，适合用于入睡困难的患者，但可能会出现头晕、宿醉感，甚至幻觉。长期服用安眠药还可能会产生一定的耐药性和心理依赖性。

因此，能否长期服用安眠药取决于失眠的形成原因是否能够短期内被纠正，以及对药物的反应效果如何。对于一些确实存在长期失眠问题的老年人来说，这个时候就要权衡长期失眠带来的健康风险与用药带来的不良反应，和医生进行咨询再做决定。做到不该用的时候不要用，该用的时候一定要用，并且选择最适合自己的药，尽可能做到科学用药、合理用药。

Q: 老年人失眠可以服用多种安眠药吗?

安眠药在老年人中的使用较为普遍，当一种安眠药效果不佳时，能同时使用多种安眠药吗?

一般情况下，以服用一种安眠药为佳，不应同时服用多种安眠药，以避免或减少药物的不良反应。用药应从小剂量开始，短期应用，不主张大剂量使用安眠药。在服药的过程中需密切观察药物的不良反应。对于一些存在焦虑、抑郁等情绪问题而导致失眠的老年人，可以在服用一种安眠药的基础上添加具有镇静催眠作用的抗抑郁药，如多塞平、曲唑酮、米氮平或帕罗西汀等，可能会增加疗效。

当一种药物效果不佳或者产生耐受性时，可尝试更换另一种药物。长期吃安眠药的老年人应当避免突然停药，因为停药可能会导致失眠反弹和严重的精神症状。停服安眠药应逐渐减量，或者用其他安眠药逐渐取代后再停药。

当尝试更换药物仍效果不满意时，则需要考虑进行认知行为治疗，即帮助失眠老年人消除对失眠本身的恐惧情绪，保持合理的睡眠期望，不要把所有的问题都归咎于失眠，保持自然入睡，避免过度强行要求自己入睡，不要过分关注睡眠，不要因为一晚没睡好就产生挫败感，培养对失眠影响的耐受性。

总之，失眠老人应在医生指导下使用安眠药，用药时应该以单药、短期应用为主，不建议同时使用多种药物。若效果不佳，建议就诊并遵医嘱调整药物，不要自行停药、换药或合用药物。

Q: 老年人每天需要服用多种药有什么要注意的吗？

如果老年人每天服药的种类 ≥ 5 种，那么就需要警惕存在多重用药的相关问题，否则不仅会增加药物不良反应及药物间的相互作用，还会增加跌倒、住院、疾病病情加重的危险，因此需要格外慎重。

当同时服用多种药物时，它们之间可能会"打架"，就是药物间的相互作用，会大大增加药物不良反应的风险。随着用药种类的增多，这种现象也随之增加。据统计，5 种药物同服的不良反应发生率约为 4%，11 ~ 15 种药物同时服的不良反应发生率约为 24%，16 ~ 20 种药物同时服的不良反应发生率约为 40%，而合用 21 种及以上药物时不良反应发生率约为 45%。如有冠心病的老年人需要服用阿司匹林或氯吡格雷抗血小板聚集，这时候如果同时服用奥美拉唑，可能会抑制氯吡格雷的代谢酶，导致氯吡格雷达不到预期疗效。

除此之外，每天服用过多种类的药物也会加重人体肝脏和肾脏的负担。肝、肾是我们人体重要的代谢与排泄器官，当多种药物同时损害肝脏和肾脏，无法代偿，人体可能会受到损伤，加重疾病，甚至增加死亡的风险。

因此，老年人一定要梳理自己的药物，尽量避免使用不必要、不重要的药物，控制药物种类越少越好。如果不清楚或无法判断药物如何选择，要寻求医生的帮助。

Q: 老年人用药应该注意哪些问题？

随着年龄增长，老年人服用的药物可能越来越多，那么用药期间应注意哪些问题呢？

服药个体化：老年人肝、肾功能随年龄增长有所减退，同样的治疗剂量下，老年人更容易出现药物的不良反应。因此，需根据自身情况遵医嘱用药，切忌照搬别人的用药剂量。

避免多药合用：尽量避免使用不必要、不重要的药物，控制药物种类不超过 5 种。这样可以减少药物之间的相互作用，降低肝脏和肾脏的负担，从而减少和避免一些不良反应。

把握用药时间和方式：不同药物发挥作用的时间和机制不同，因此什么时候吃药也是有科学依据的。药物应在餐前、餐中还是餐后服？在早上还是晚上服？口服还是含服？在服药之前都应该仔细了解，避免因为服药时间或方式不对而影响疗效。

暂停用药或及时停药：当服药期间怀疑出现过敏等不良反应时，应立即暂停用药，及时去医院就诊，告知医生自身的不适症状，调整用药方案。而对一些不需要长期服用的药物，比如抗生素，在足够疗程、感染控制后，就应该及时停药。

总之，老年人在用药前应该了解各种药物的治疗目的、服药时间、具体剂量、注意事项等；在服药过程中要注意观察疗效和药物不良反应，学会保护自己，不要让药物变成"毒药"。

Q: 老年人用药为什么要注意时间？

临床上药物多种多样，什么时间服药其实是有讲究的，不然可能会影响药物的疗效。

一些药物在特定的时间服药，能增加疗效。如老年人最常用的他汀类降脂药，它主要通过抑制胆固醇合成的一种酶来降低胆固醇水平，而这种酶在夜间最为活跃，因此大多数他汀类药物要求睡前服用，以达到最佳的调脂效果。对治疗甲状腺功能减退的药物——左甲状腺素钠片则建议空腹服药，因为食物可干扰左甲状腺素钠片的吸收，不利于保持稳定的促甲状腺激素水平，一般推荐餐前半小时服用。老年人的血压一般会在早晨出现一个高峰值，为避免血压波动，一般推荐早晨服用降压药物。

在餐前、餐中还是餐后服用药物也是有区别。一些胃动力药，如曲美布汀，需要在餐前服药，快速吸收发挥作用。用于降糖的阿卡波糖，主要作用是抑制糖在胃肠道吸收，因此需要与餐同服。一些助消化药，如米曲菌胰酶，则需要在餐后服用，以便与食物充分混合，发挥最大的效果。对胃肠道刺激性较大的药物，如阿司匹林、抗生素等，会直接或间接损伤胃肠黏膜，饭后服用可减少对胃肠道的刺激，但会影响药物的充分吸收。

除此之外，合适的服药时间也能降低药物的不良反应。如利尿剂多在早晨服用，可减少夜间因服药引起的夜尿次数增加，进而避免影响老年人睡眠质量，减少跌倒风险。格列美脲等降糖药应在餐前服药，可降低低血糖的风险。

因此，老年人用药一定要掌握好"时机"，切勿盲目用药。

Q: 老年人吃药为何不能图方便"一把吞"？

老年人由于疾病较多，经常需要服用好几种药物。然而，如果图一时方便，选择"一把吞"的服药方式，可能会存在一定的隐患。

首先，"一把吞"忽略了不同药物的最佳服药时间，可能达不到最佳药效。比如，他汀类降脂药最好晚上吃，而降压药可能推荐早上服用或者需要根据个体血压升高趋势在特定时间点服用；降糖药阿卡波糖，需在餐中嚼服。不同药物的用药方式也不同，心绞痛的急救药品硝酸甘油需舌下含服；硝苯地平控释片要整片吞服，不可嚼烂；而铝碳酸镁咀嚼片则建议嚼碎服用。

其次，"一把吞"可能会增加药物的相互作用，导致药物不良反应风险升高。随着用药种类的增多，药物之间相互作用现象也随之增加。比如，阿司匹林、克拉霉素等药物与华法林合用，可增加华法林的作用，导致出血风险增加。服用他汀类药物的患者也应该注意尽量避免合用红霉素、克拉霉素等药物，因其可能通过抑制肝酶代谢，发生相互作用。

因此，老年人在服药的过程中切勿"一把吞"，一定要遵循医师或药师指导，按正确的方法服药。

Q: 老年人服用多种药物有什么窍门进行药物分类？

当老年人由于慢性疾病不得不服用多种药物时，如何做好药物分类对于提高用药安全至关重要。

首先，可以将药品按照长期或短期应用分为"日常需要使用的慢性疾病治疗药物""临时或短期使用药物"。日常使用的药物多与慢性疾病相关，如高血压、冠心病、糖尿病等，需要每日服药，可以按照服药的时间区分，比如，早上的药放在一起，中午的药放在一起，睡前的药放在一起，方便取药。进一步细化的话，可以将餐前、餐中、餐后药物区分开。使用小药盒帮助存放每顿餐的药品有助于减少漏服的发生。临时或短期使用的药物，如感冒药、止痛药、抗生素等，可单独存放，需要的时候取出，避免与长期使用的慢性疾病治疗药物混淆。

其次，一些急救用药，如硝酸甘油、速效救心丸、硝苯地平片等，应放在易取的位置，定期清点，对过期的药物要及时清理。

最后，老年人由于记忆力减退，容易漏服、多服、误服药物，导致不良后果。建议老年人可以准备"药物日记"，记录用药的剂量、时间、疗程和注意事项，以及一些不良反应。家人也可以帮忙定期整理药品，检查用药情况，帮助老年人规律用药，提高用药的依从性。

🅠 老年人外出旅行需要携带哪些药品？

老年人外出旅行时应根据自身所患疾病随身携带足量常用药物，还应考虑可能出现的急症，如腹泻、上呼吸道感染、急性心血管疾病，携带一定的应急药物以供急需时使用；还应携带一些外用药物，以防轻度外伤或关节肌肉损伤时使用。

针对自身慢性病的常用药：患有冠心病、高血压、糖尿病等慢性病的老年人，应携带足量的降压、降糖、抗血小板等常用药物，还需携带硝酸甘油片、速效救心丸等；哮喘患者应携带常用吸入剂及茶碱类药物等；患有便秘的患者也应携带平时服用的通便药物。老年人外出一定要保证外出期间药品不"断顿"，防止病情加重或旧病复发。

可能出现的急症用药：外出旅游常有伤风感冒发生，为此需备有感冒药物；平时易晕车船者，可带晕车药；外出饮食卫生比在家差一些，为预防旅游途中患胃肠道疾病，可带止泻药物或治疗胃肠炎的药物等，以便出现恶心、呕吐、腹痛、腹泻等症状时服用。

外用药：外出旅行难免遇到活动过度所致关节肌肉损伤或轻微磕碰外伤，此时如携带外用膏药及皮肤黏膜消毒液等即可自行简单处理。

Q: 老年人需要定期输液 "清洗疏通血管" 吗？

在医学上，没有 "清洗疏通血管" 这样的概念。所谓定期输液 "清洗疏通血管" 是没有任何科学依据的。使用静脉药品都需遵照药物说明书适应证，除外禁忌证后，由医生根据患者的临床需要给予处方。当患有脑梗死、动脉粥样硬化等疾病时，可以使用改善循环、活血化瘀的静脉药物辅助治疗、改善症状。这样的输液治疗并不能起到任何预防疾病的作用，相反，当药物使用错误时还可能增加或加重疾病，比如，脑出血时使用了改善循环的药物会加重病情甚至危及生命。当多种静脉药物一起使用时还可能增加药物不良反应的发生，出现严重过敏反应，如抢救不及时也会危及生命安全。

预防心脑血管疾病最重要的是改善生活方式，控制高危因素；做到清淡饮食，适量活动，保持良好情绪，不吸烟、不饮酒，积极控制老年人容易罹患的慢性疾病（如高血压、糖尿病、高血脂、高尿酸血症等），做到科学养生。

Q: 老年人用药为什么一般从小剂量开始使用?

随着年龄的增长,老年人的体重会减轻,机体各器官功能状态、生理功能也会发生变化,比如,老年人的肝肾功能随年龄增长逐渐减退。因此老年人是药物不良反应的高危人群。此外,老年人常常患有多种疾病,都需要服药治疗,药物之间可能存在相互作用,增加疗效或导致不良反应更易出现,此时每种药物都应在医生指导下从小剂量开始服用,观察疗效和不良反应,再酌情逐渐调整剂量。

因此,老年人用药应从小剂量开始,根据治疗效果和耐受情况,逐渐加量至最小有效剂量。若凭自我感觉盲目加大药量,不仅不能治愈疾病,还可能延误正常的治疗,使原有疾病加重。如果感觉效果不佳,请到医院就诊,在医生指导下调整用药。

Q: 哪些药物会增加老年人跌倒的风险?

药物的使用可能是跌倒最常见且可改变的危险因素之一,有多种药物与跌倒风险增加有关。很多药物可以影响人的精神、神志、视觉、步态、平衡等方面,从而引起跌倒的风险。以下药物可能会引起跌倒。

(1)对中枢神经系统起作用的药物,如神经阻滞剂、苯二氮草类、抗抑郁药及其他镇静剂(如唑吡坦)均与跌倒风险增加相关。较新型的抗抑郁药、抗精神病药、镇静剂(如选择性5-羟色胺再摄取抑制剂、唑吡坦等)与传统抗抑郁药、抗精神病药及镇静剂的跌倒风险无差异。就跌倒风险而言,在精神类药物中尚不清楚有哪一类相对更安全。此外，老年人服用上述种类药物时，药物剂量的改变或使用新药，尤其是苯二氮䓬类治疗失眠的药物，容易导致跌倒。

（2）心血管系统药物，包括抗高血压药物、血管扩张剂、利尿剂。如 α 受体阻滞剂可用于顽固性高血压的治疗，也可常用于老年男性前列腺增生疾病，常见的不良反应是直立性低血压，增加跌倒风险。

（3）其他：降糖药、非甾体抗炎药、其他镇痛剂、多巴胺类药物、抗帕金森药。

上述药物均可能有增加跌倒发生的风险，尤其是第一类精神类药物。若有相关服药史的老年人，需要密切监测，服药期间活动、起夜时注意放慢速度，避免跌倒的发生。若有跌倒发生，请及时就医，必要时调整治疗方案。

Q: 有前列腺增生的老年人慎用哪些药物？

有些药物可能会增加前列腺增生患者排尿困难症状，如具有抗组胺作用的抗过敏药，以及具有 M 受体阻断作用的抗精神病药、抗抑郁药。能抑制膀胱逼尿肌内磷酸二酯酶的平喘药、可使尿道平滑肌收缩的扩血管药、胃肠道解痉药均有可能导致膀胱逼尿肌松弛，导致排尿困难，引起尿潴留。呋塞米等强效利尿药，可使电解质失衡，进而导致尿潴留。故有前列腺增生的患者可根据临床需要改用中效利尿药氢氯噻嗪或低效利尿药螺内酯等进行治疗。

药物导致排尿困难的出现首先与药物使用的剂量和持续时间

密切相关，剂量越大，持续时间越长，引发尿潴留的危险越大；其次是与患者病情有关，如硝酸甘油若用于急性心肌梗死的治疗，因急性心肌梗死患者需要在病程初期的 1 ~ 2 周内绝对卧床休息，而多数患者并不习惯床上排便，再加上硝酸甘油的药物不良反应，可能会大大增加尿潴留的发生概率。

　　因此提醒患有前列腺增生的老年人，应规范治疗，合理用药缓解排尿困难症状；应了解可能会引起药源性尿潴留的药物，确有需要时请在医生指导下使用，并密切观察尿量、排尿情况，若有排尿困难及时就医。

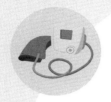

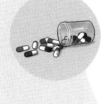

第二章

骨质疏松症

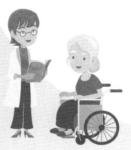

第一节
快速了解骨质疏松症

Q: 骨质疏松症是怎么发生的?

　　骨质疏松症是最常见的骨骼疾病,是一种以骨量低下、骨组织微结构损坏为特征,骨脆性增加易发生骨折的全身性骨病。骨质疏松症可发生于任何年龄,但多见于绝经后女性和老年男性。年龄 ≥ 60 岁的人群无论男女都可能会患骨质疏松症。2019 年发布的我国 11 个省市或自治区流行病学调查数据显示,65 岁以上人群骨质疏松症的患病率达到 32%,其中男性为 10.7%,女性高达 51.6%。然而,骨质疏松症起病隐匿,临床症状缺乏特异性,早期诊断困难,未发现、未治疗的状况非常普遍。患者多在出现疼痛、骨折等严重后果时才得以诊治,错过了最佳防治时机。

　　骨质疏松的发生与种族、年龄、性别、遗传等多种因素有关,不良的生活方式、钙摄入不足、维生素 D 摄入不足和缺乏运动是发展为骨质疏松的重要原因。进入老年期,人体骨代谢平衡的负平衡,即骨代谢的分解代谢大于合成代谢,可导致人体骨量的逐渐丢失及骨结构的改变,进而出现骨质疏松。

❓ 什么人容易得骨质疏松症？

骨质疏松症可发生于任何年龄，但多见于绝经后女性和老年男性；年龄 ≥ 60 岁的人群，无论男女都可能会患骨质疏松症。用一些简单的筛查量表可评估个体是否有骨质疏松的风险，如通过国际骨质疏松基金会（IOF）骨质疏松风险一分钟测试题（表2-1）可以早期发现骨质疏松风险人群，提高民众对骨质疏松症的防范意识。对于问题涉及的人群，可能有患骨质疏松症的风险，可进行相关骨质疏松的筛查。

表 2-1　国际骨质疏松基金会（IOF）骨质疏松风险一分钟测试题

编号	问题	回答	
	不可控因素		
1	父母曾被诊断有骨质疏松症或曾在轻摔后骨折？	是□	否□
2	父母中一人有驼背？	是□	否□
3	实际年龄超过 60 岁？	是□	否□
4	是否成年后因为轻摔后发生骨折？	是□	否□
5	是否经常摔倒（去年超过一次），或因为身体较虚弱而担心摔倒？	是□	否□
6	40 岁后的身高是否减少超过 3cm 以上？	是□	否□
7	是否体质指数过低？（BMI 少于 19 kg/m^2）	是□	否□
8	是否曾服用类固醇激素（如可的松、泼尼松）连续超过 3 个月？（可的松通常用于治疗哮喘、类风湿关节炎和某些炎性疾病）	是□	否□
9	是否患有类风湿关节炎？	是□	否□
10	是否被诊断出有甲状腺功能亢进或甲状旁腺功能亢进、1 型糖尿病、克罗恩病或乳糜泻等胃肠疾病或营养不良？	是□	否□

续表

编号	问题	回答
11	女士回答：是否在 45 岁或以前就停经？	是☐ 否☐
12	女士回答：除了怀孕、绝经或子宫切除外，是否曾停经超过 12 个月？	是☐ 否☐
13	女士回答：是否在 50 岁前切除卵巢又没有服用雌 / 孕激素补充剂？	是☐ 否☐
14	男性回答：是否出现过阳痿、性欲减退或其他雄激素过低的相关症状？	是☐ 否☐
	生活方式（可控因素）	
15	是否经常大量饮酒？（每天饮用超过两单位的乙醇，相当于啤酒 500 g、葡萄酒 150 g 或烈性酒 50 g）	是☐ 否☐
16	目前习惯吸烟，或曾经吸烟？	是☐ 否☐
17	每天运动少于 30 分钟？（包括做家务、走路和跑步等）	是☐ 否☐
18	是否不能食用乳制品，也没有服用钙片？	是☐ 否☐
19	每天从事户外活动时间是否少于 10 分钟，也没有服用维生素 D？	是☐ 否☐

上述问题，只要其中有一题回答结果为"是"，即为阳性，提示存在骨质疏松症的风险，并建议进行骨密度检查或医生进一步评估。

Q: 骨质疏松症易发生于什么年龄？

骨质疏松症的病因复杂多样，包括年龄增长、绝经、性腺功能减退、类风湿关节炎、维生素 D 缺乏、长期吸烟、饮酒及遗传等。老年人和绝经后女性，是骨质疏松症的高发人群。

目前认为，人体在青年发育期骨密度逐渐增加，到壮年时达到峰值，中年开始逐渐衰退，到老年时，骨密度仅是峰值时的一半。随着年龄增长，器官功能下降，钙、镁等元素吸收不足，维生素 D

合成减少，成骨速度慢，骨细胞衰亡快，骨量大量流失，最终导致骨质疏松的发生。因此，65 岁以上的老年人群容易发生骨质疏松症。

除此之外，雌激素对于维持骨量具有重要作用，具体机制可能涉及维生素 D 的生成、钙的吸收、抑制破骨细胞活性、增加成骨等。因此，对于女性而言，绝经前后患骨质疏松症的风险大不相同。绝经后卵巢功能减退，雌激素分泌减少，破骨细胞活性增加，而成骨减少，加重了骨量丢失，加速了骨质疏松的发生。因此，绝经后的女性也是骨质疏松症的高发人群。

Q: 骨质疏松症可能有什么表现？

大多数骨质疏松症患者无明显的不适表现，尤其是在早期，因此不容易被发现、识别。但随着病情的发展，骨量进一步下降，可能会逐渐出现骨痛、骨畸形，甚至发生骨折等典型表现。实际上，有很多患者没有不适症状，不知道自己患有骨质疏松症，在发生腰椎压缩性骨折或髋部骨折后，在治疗期间进一步做 X 线检查或骨密度检查才被诊断为骨质疏松症。

骨痛：患者常出现腰背疼痛或全身骨痛，骨痛通常是弥漫性、无固定部位，检查可能不能发现明确压痛区。常于劳累或活动后加重，负重能力下降，严重时可能出现活动受限。

骨畸形：骨质疏松患者可出现身高变矮、驼背等脊柱变形和伸展受限；胸椎压缩性骨折可导致胸廓畸形，严重者可能出现胸闷、气短、呼吸困难等表现，肺活量等下降；腰椎压缩性骨折还可能影响腹部解剖结构，导致便秘、腹痛、腹胀、消化不良等。

骨折：严重者在轻微活动或日常活动中会发生前文提到的脆

性骨折。骨折好发的部位多在胸腰椎、髋部和前臂；其他部位，如肋骨、肱骨、胸骨或锁骨也可能发生。骨折发生后多出现局部剧痛、活动受限等表现，应及时就诊治疗。

因此，骨质疏松症患者可能没有明显表现，如果出现上述可能相关的骨痛、骨畸形、骨折等表现应及时就医以明确诊断及治疗。

Q: 没有症状就一定没得骨质疏松症吗？

没有明显症状不等于没得骨质疏松症。在骨质疏松症的早期，患者往往没有症状或症状很轻微，因此很难被察觉，很多患者是通过体检发现的，甚至有些患者是在骨折后的治疗期间检查发现的。

骨质疏松症有"沉默的杀手"的称号，就是因为这个疾病常常在老年人不知不觉中发生了，自己没有感到明显的不适。即使有些患者出现了骨痛、身高变矮、驼背等改变，也往往会因为"年龄大了就会腰背痛""人老了就可能会驼背"等健康认知的误区而没有引起重视，没有想到这些可能是已经发生骨质疏松的信号。

骨质疏松症常常在不知不觉中发生，没有不舒服也不代表骨骼就是健康的。老年人要注意及早识别腰背疼痛、身高变矮、驼背等这些身体信号，及时就医，不要等到发生严重骨骼变形或发生骨折等这样严重的后果时才知道自己患骨质疏松症。

Q: 骨质疏松性骨折有什么特点？

骨质疏松性骨折也叫脆性骨折，是骨质疏松症最常见的严重并发症，常无明显外伤或由轻微暴力导致，甚至仅仅由日常活动动作如咳嗽、喷嚏、弯腰等引起，好发于脊柱、髋部和前臂。全球每年有 900 万患者发生骨质疏松性骨折。我国的统计数据显示，2015 年骨质疏松性骨折约为 269 万例，预计 2035 年约为 483 万例。脆性骨折是诊断骨质疏松症的标准之一，不管有无骨密度测量及骨密度测量结果如何，都可诊断为骨质疏松症。脆性骨折的诊断需具备以下三条。

（1）无明确暴力损伤史或具有低能量损伤史。例如，从人站立高度或更低的高度跌倒为低能量损伤。

（2）有骨折影像学检查证据。

（3）需要鉴别诊断，排除其他原因造成的骨折（如继发性骨质疏松、骨肿瘤等）。

脆性骨折的影像学检查方法包括 X 线平片、CT、磁共振成像（MRI）和同位素骨扫描等。椎体脆性骨折往往看不到骨折线，主要表现为椎体压缩变形。CT 扫描侧位定位像和 DXA 侧位成像也可以用于发现椎体骨折变形。患者一旦发生脆性骨折，其再骨折风险明显高于没有脆性骨折病史的患者。这种再骨折风险在首次脆性骨折发生的第 1 年内是没有脆性骨折病史患者的 2.7 倍，且该风险通常在骨折 2 年后才趋于稳定。

因此，有骨折史的患者，尤其是老年人，如果判断是脆性骨折，一定要知道可能与骨质疏松相关，进行骨折治疗的同时要及时进行抗骨质疏松的治疗，避免再次骨折。

Q: 出现哪些情况属于严重骨质疏松症？

目前多国指南公认的骨质疏松症诊断标准为使用双能 X 射

线吸收法（DXA）测得的股骨颈和腰椎骨密度结果。由于 DXA 正位腰椎测量区域包括椎体及其后方的附件结构，故其测量结果受腰椎的退行性改变（如椎体和腰椎小关节的骨质增生硬化等）和腹主动脉钙化影响。上述情况可能会使得测量区域骨密度值升高，这样可能会影响老年骨质疏松症患者病情判断，因此强烈推荐同时检测股骨近端及腰椎。

基于 DXA 测量的中轴骨（第 1 ～ 4 腰椎、股骨颈或全髋）骨密度，骨密度值低于同性别、同种族健康成人的骨峰值 1 个标准差（SD）以内属于正常，降低 1 ～ 2.5 SD 为骨量减少或低骨量，降低 ≥ 2.5 SD 为骨质疏松。因此，骨质疏松症的诊断标准是骨密度值 ≤ −2.5 SD，如果同时合并脆性骨折，诊断为严重骨质疏松。

Q: 怎么检查自己是否得了骨质疏松症？

既然骨质疏松症可能没有明显表现，那应该如何及早识别呢？

目前医学上有多种骨密度检查方法，包括超声骨密度、双能 X 射线吸收法（DXA）、定量计算机断层照相术（QCT）等。我国已经将骨密度检测项目纳入 40 岁以上人群常规体检内容。其中超声骨密度作为筛查性检查具有简单快速、无辐射的特点，在体检中应用很广泛。而能够明确用于诊断的是 DXA，目前国际上公认的骨质疏松症的诊断标准也是基于其测量结果，医生通过结果可判断是否患有骨质疏松症。

对于骨质疏松症，骨密度检查是必不可少的检查手段。建议符合以下条件的老年人及早检查，这样才能帮助自己及早发现是否患有骨质疏松症。

（1）女性 65 岁以上和男性 70 岁以上。

（2）女性 65 岁以下和男性 70 岁以下，有一个或多个骨质疏松危险因素者。

（3）有脆性骨折史的成年人。

（4）各种原因引起性激素水平低下的成年人。

（5）X 线影像已有骨质疏松改变者。

（6）患有影响骨代谢疾病史或使用影响骨代谢药物史者。

（7）国际骨质疏松症基金会（IOF）骨质疏松风险测试回答结果阳性者。

（8）亚洲人骨质疏松自我筛查工具 OSTA 指数 ≤ –1 者。

（9）已接受骨质疏松治疗、进行疗效监测者。

此外，医生或患者自己可以通过一些简单的筛查量表评估个体是否有骨质疏松的风险，如国际骨质疏松基金会（IOF）骨质疏松风险一分钟测试题、亚洲人骨质疏松自我筛查工具（表2-2）筛查评估。

表 2-2　亚洲人骨质疏松自我筛查工具

风险级别	OSTA 指数
低	> –1
中	–1 ～ –4
高	< –4

　　注：OSTA 指数 =（体重 – 年龄）×0.2，体重以千克为单位计算；用于绝经后女性，其特异性不高，需结合其他危险因素进行判断。

第二节

发生骨质疏松的原因

Q: **骨关节炎跟骨质疏松症有关系吗?**

骨关节炎是一种以关节软骨的变性、破坏及骨质增生为特征的慢性关节疾病,又称骨关节病、退行性骨关节病。其好发于某些特定的关节,以腰、膝关节受累最为常见。国内研究表明,60岁以上人群该病的发病率达 50%;而在 70 岁以上人群中,将近80% 患有膝关节骨关节炎。

骨质疏松症是以全身性骨量减少、骨的微观结构退化为特征,骨的脆性增加及易发生骨折的全身性骨骼疾病。骨质疏松症在我国 65 岁以上人群中的患病率高达 32%,其具有患病率高、治疗费用高、致残率和致死率高的特点,严重危害老年人群的生活质量和预期寿命。

目前认为这两种疾病是两种完全不同的病,且存在各自不同的病理改变。

骨关节炎的主要病理改变以关节软骨破坏为主,随着病程的延长,在中晚期可出现关节周围骨的骨赘和局部骨量的增加,即所谓的"骨质增生"。

骨质疏松症的主要病理改变是骨量和骨密度下降及骨的微结构紊乱和破坏。尽管主要病理改变存在差异性，但退行性骨关节炎与骨质疏松均为退行性疾病，发病率与增龄呈正相关，因此在老年人群中，两种疾病常常并存出现。

Q: 发生骨质疏松意味着身体内缺少什么元素吗？

发生骨质疏松常伴有钙及维生素 D 的缺乏。

钙是人体含量最高的无机元素，人体中约 99% 的钙集中在骨骼和牙齿中。正常的钙平衡对维持骨代谢、防治骨质疏松症非常重要。

维生素 D 来源于胆固醇，是人体重要的生理激素之一，对骨骼健康具有重要意义。在紫外线的照射下，皮肤中的胆固醇合成普通维生素 D，并通过肝、肾的代谢，进一步形成活性维生素 D。活性维生素 D 对促进肠道钙吸收、维持机体钙平衡及正常骨含量具有重要作用。研究显示，我国老年人群中维生素 D 缺乏现象普遍存在。

因此，补充钙剂和维生素 D 是治疗骨质疏松症的基础。

Q: 儿童为什么会发生骨质疏松症？

近年来，儿童骨质疏松症逐渐引起大家的关注。骨质疏松症主要发生在老年人和绝经后女性中，儿童为什么也会发生骨质疏松症呢？

儿童骨质疏松症相对较少，从病因学上，儿童的骨质疏松症可大体分为原发性和继发性两种。儿童原发性骨质疏松症主要是潜在遗传性疾病所致，继发性骨质疏松症是指慢性疾病及相关治疗导致的骨质疏松症。

儿童原发性骨质疏松症相对少见，主要是基因缺陷导致骨质大量丢失进而引起骨质疏松，病因包括成骨不全、特发性青少年骨质疏松、骨质疏松—假性神经胶质瘤综合征三种，其中成骨不全是儿童原发性骨质疏松症最常见的原因。

儿童继发性骨质疏松症病因多样，与疾病（如脑瘫、脊髓损伤、肌肉萎缩等）导致的运动负荷减少、炎症性疾病、使用糖皮质激素、营养不良等有关。

因此，儿童也可能会出现骨质疏松症。

Q: 骨质疏松症会遗传吗?

骨质疏松症受遗传因素的影响，具有家族倾向性。如果父母曾经髋部骨折，那么子女骨折的风险增加 3 倍。但骨质疏松症的发病和进展通常是由多个遗传因素、环境因素及它们之间的相互作用引起的，极少数情况由单一基因导致，所以骨质疏松症并不是遗传病。

发生骨质疏松症，主要取决于患者年轻时的峰值骨量和衰老过程中骨量丢失的速度。峰值骨量是由多种基因共同决定的。骨质疏松症患者的后代发生骨折的风险比其他人高，但并不代表其后代一定会发生骨质疏松症。有骨质疏松症家族史的人属于骨质疏松症的高危人群，需要养成良好的生活习惯，定期评估骨质疏松症的风险，尽早预防、发现、治疗骨质疏松。

第三节

骨质疏松症的治疗

Q: 得了骨质疏松症需要吃药吗？

对于明确诊断为骨质疏松症的患者需要考虑药物治疗。骨质疏松症是一种慢性疾病，像高血压、糖尿病、冠心病等慢性疾病一样，治疗需要长期坚持。骨质疏松症的防治需要补充营养、应用药物、运动等综合措施，以增加骨密度、维持骨质量，预防增龄性骨丢失；同时，避免跌倒和骨折。骨质疏松症的药物治疗包括以下方面。

（1）骨健康基本补充剂：钙剂和维生素 D 是日常防治骨质疏松的基本药物。

（2）抗骨质疏松药物：药物种类较多，主要包括骨吸收抑制剂、骨形成促进剂和其他机制类药物。

（3）传统中药。

如果患者被诊断为骨质疏松症，需要经过医生详细评估后，在医生指导下选择合适的药物进行治疗，并配合运动、饮食等综合治疗。骨质疏松症的治疗是长期的，需要根据医生的指导定期复查，评估药物的疗效及是否有药物不良反应发生。一般在初始治疗后 1 个月、规律治疗后每 3 个月复查血和尿的指标，每年进行骨密度检查。

因此，患有骨质疏松症的患者需要在医生指导下规范服用治疗骨质疏松的药物，并按照医嘱定期复查。

Q: 我们的身体每天需要多少钙?

充足的钙摄入对获得理想骨峰值、减缓骨丢失、改善骨矿化和维护骨骼健康有益。钙除了是骨骼发育的基本原料、直接影响身高，其在体内还具有其他重要的生理功能。这些功能对维护机体的健康、保证正常生长发育顺利进行具有重要作用。钙能促进体内某些酶的活动，调节酶的活性；参与神经、肌肉的活动和神经递质的释放；调节激素的分泌。血液凝固、细胞黏附、肌肉的收缩活动也都需要钙。钙还具有调节心律、降低心血管通透性、控制炎症和水肿、维持酸碱平衡等作用。

为了保障人们的身体健康，世界卫生组织（WHO）和中国营养学会都规定了钙营养日摄入量推荐标准：成人每日钙推荐摄入量为 800 mg（元素钙），50 岁及以上人群每日钙推荐摄入量为 1000 ~ 1200 mg。日常生活中我们应该尽可能通过饮食摄入充足的钙，但我国的营养调查显示我国居民每日通过膳食约摄入元素钙 400 mg。当饮食中钙摄入不足时，应给予钙剂补充。因此，对于老年人除了积极补充食物来源的钙，还应适量补充钙剂，补充元素钙大约 600 mg/d。

Q: 骨质疏松症患者应该如何补钙?

鉴于我国人群一般饮食中的含钙量较低,骨质疏松症患者除了积极补充食物来源的钙,还需要适当补充钙剂,达到补充元素钙大约 600 mg/d。可以通过饮用牛奶或摄取钙剂增加钙摄入量,如对牛奶中的乳糖不耐受,可选择无乳糖牛奶。100 mL 牛奶含钙约 100 ~ 120 mg,500 ~ 600 mg 元素钙相当于 500 ~ 600 mL 牛奶。考虑到食物的丰富多样性,建议每天至少饮用 300 mL 牛奶,外加深绿叶蔬菜等其他富含钙的食物以满足机体需要,使抗骨质疏松药物发挥应有的作用。

不同种类钙剂中的元素钙含量不同。在各种类的钙剂中,碳酸钙的元素钙含量最高,达 40%。由于碳酸钙在胃酸环境下解离为钙离子后才能被吸收,因此需在餐时,胃酸充足时服用碳酸钙。柠檬酸钙元素钙含量 21%,不依赖于胃酸,一天中任何时间都可服用,更适合于胃酸缺乏或服用胃酸抑制剂(如质子泵抑制剂)的患者。高钙血症或高尿钙症的患者禁用钙剂。

钙剂使用应注意安全性,用量过大而使得每日钙的总摄入量远超出推荐量可能增加泌尿系结石和血管钙化的风险。每日 800 ~ 1200 mg 元素钙摄入(包括食物和钙剂)是相对安全的剂量范围。

Q: 维生素 D——钙的"好帮手"

维生素 D 是人体必需的营养素,是钙吸收的"好帮手"。维生素 D 在食物中含量很少,人体维生素 D 主要是皮肤经日光中的紫外线照射转变而来的。维生素 D 在体内的转换过程需要肝和肾的代谢，经过两次代谢才能变成有活性的维生素 D，然后在体内发挥作用。维生素 D 的主要功能在于帮助人体吸收与利用钙、磷。充足的维生素 D 可增加肠道内钙的吸收、促进骨骼矿化、保持肌力、改善平衡能力和降低跌倒风险。维生素 D 不足会引起或加重骨质疏松症。同时补充钙剂和维生素 D 可降低骨质疏松性骨折发生的风险。维生素 D 不足还会影响其他抗骨质疏松药物的疗效。

多晒太阳是补充维生素 D 最好的方法。但是由于纬度和气候环境等因素，阳光照射时间在秋冬季节较短。在我国，维生素 D 不足的状况普遍存在。对于老年人，尤其是行动不便或长期卧床者非常缺乏户外活动，严重影响维生素 D 的转化生成；同时由于老年人胃肠道功能衰退，摄入和吸收障碍，也会影响维生素 D 的摄入与利用；并且随着年龄增加或疾病等原因，老年人的肝、肾功能衰退，又会影响维生素 D 在体内转化为活性维生素 D 的过程。因此，老年人群中维生素 D 缺乏的状况更加普遍。

对于不能在生理状态下摄取足够维生素 D 的老年人，就需要额外补充维生素 D 制剂。推荐我国成年人维生素 D 摄入量为每日 400 IU，老年人摄入量为每日 600 IU。用于骨质疏松症防治时，维生素 D 摄入量为每日 800 ~ 1200 IU。对于日光暴露不足者和老年人等维生素 D 缺乏的高危人群，还可以通过检测血 25-羟维生素 D 水平来了解体内维生素 D 的营养状态，指导维生素 D 的补充。

Q: 骨质疏松症患者应该如何晒太阳补充维生素 D?

富含维生素 D 的食物种类很少，多晒太阳是补充维生素 D 最好的方法。对于骨质疏松症患者、维生素 D 缺乏的人群，需要通过阳光照射或补充维生素 D 以纠正维生素 D 缺乏。

有人会涂抹防晒霜后晒太阳或者在自家阳台上透过玻璃晒太阳，这样是否可以达到补充维生素 D 的目的呢? 答案是不能的，大家晒太阳要避免上面的知识误区。在可以暴露四肢皮肤的季节，如夏季，尽量通过阳光照射获得维生素 D，接受阳光照射时要求四肢暴露、不使用防晒霜、不隔玻璃、不打伞，时间选择以 10:00 ~ 14:00 比较理想，照射时间为 5 ~ 10 分钟，频率为每周 2 ~ 3 次。老年人和皮肤颜色较深的个体，需要更长时间的阳光照射。在无法暴露四肢皮肤的季节，通过晒太阳补充维生素 D 的作用不明显，可以根据血 25- 羟维生素 D 水平，指导维生素 D 的补充剂量。

Q: 治疗骨质疏松症，补钙、维生素 D 就行了吗?

钙和维生素 D 属于骨健康基本补充剂，补钙、补维生素 D 是骨质疏松症治疗的基础措施，对于骨质疏松症患者是不够的，还需要有效的抗骨质疏松药物治疗。有效的抗骨质疏松药物可以增加骨密度、改善骨质量，显著降低骨折的发生风险。

对以下人群推荐使用抗骨质疏松的药物治疗。

（1）经骨密度检查确诊为骨质疏松症的患者。

（2）已经发生过椎体和髋部等部位脆性骨折者。

（3）骨量减少、有高骨折风险的患者。

抗骨质疏松药物种类较多，按作用机制可分为骨吸收抑制剂、骨形成促进剂及其他机制类药物，还有传统中药。

骨吸收抑制剂：双膦酸盐、RANKL 抑制剂、雌激素、选择性雌激素受体调节剂、降钙素等。

骨形成促进剂：甲状旁腺激素类似物。

其他机制药物：维生素 K_2、活性维生素 D 等。

抗骨质疏松药物疗程应个体化，所有治疗应至少坚持 1 年，在最初 3 ~ 5 年治疗期后，应该全面评估患者发生骨质疏松性骨折的风险。因此，骨质疏松症患者需要在医生指导下规范服用治疗骨质疏松的药物，并按照医嘱定期复查。

Q: 双膦酸盐治疗骨质疏松症效果好不好？

双膦酸盐是焦磷酸盐的稳定类似物，因其抗骨质疏松疗效确切且总体安全性较好，是目前临床上应用最广泛的抗骨质疏松药物。双膦酸盐能够特异性结合到骨重建活跃的骨表面，抑制破骨细胞功能，从而抑制骨吸收。目前用于骨质疏松症治疗的双膦酸盐包括阿仑膦酸钠、唑来膦酸、利塞膦酸钠、伊班膦酸钠、依替膦酸二钠和氯膦酸二钠。其中唑来膦酸为静脉注射制剂，伊班膦酸钠有注射和口服两种剂型，其余均为口服制剂。

对于低、中度骨折风险者，如年轻的绝经后女性、骨密度水平较低但无骨折史者，首选口服药物治疗。如果对口服药物不能耐受、有禁忌、依从性不佳及高骨折风险者，可考虑静脉注射制剂。口服双膦酸盐要严格按照说明书服用。以阿仑膦酸钠为例，需空腹服用，200 ~ 300 mL 白开水送服，服药后 30 分钟内避免平卧，保持上半身直立，期间避免进食牛奶、果汁等任何食品和药品。

双膦酸盐可能会发生胃肠道反应、一过性"流感样"症状、肾毒性、下颌骨坏死等不良反应。因此需要经医生充分评估后在其指导下选择用药，并且用药期间要严格按说明书服药，观察有无不良反应，以及遵医嘱定期复查。

Q: 天天吃骨质疏松治疗药物为什么还会骨折?

患有骨质疏松症的老年人中有一些人只服用了钙剂或者合并使用维生素 D 治疗，也有一些人在此基础上在医生指导下使用了抗骨质疏松药物，但仍有人在服药后发生了或者再次发生了骨折。这是为什么呢?

钙、维生素 D 属于骨健康基本补充剂，补钙、补维生素 D 是骨质疏松症治疗的基础措施。对于只服用了钙剂或者合并使用维生素 D 制剂的骨质疏松症患者来说，其骨质疏松治疗尚不完善，还需要在医生指导下同时服用真正能够改善骨密度的抗骨质疏松药物。而对于已经接受规范治疗的骨质疏松症患者，要理解我们治疗骨质疏松症的目的是降低骨折风险，也就是说，您接受了规范治疗，发生骨质疏松性骨折的风险减低了，但不是完全不会再发生骨折了。

服用骨质疏松治疗药物的患者还可能会发生骨折。因此，骨质疏松症患者在接受骨质疏松规范治疗的同时，预防跌倒，对于减少骨折发生的风险也同样重要。

Q: 骨质疏松症可以治愈吗?

骨质疏松症作为一种与年龄相关的慢性病,与高血压、糖尿病、冠心病等老年人常见慢性病一样,治疗的目的在于改善症状、减少并发症的发生,目前医学的发展情况尚不能做到治愈该疾病。

我们治疗骨质疏松症最重要的目的是减少骨质疏松性骨折的发生风险,改善骨密度。对于老年人来说,增龄带来的大多数慢性疾病和衰老带来的各种老年综合征,目前都尚不能治愈。老年人应学会与疾病共存,积极、规范地与医生配合,管理好各种慢性病,同样能获得幸福的晚年。

第四节

骨质疏松症的生活调养

Q: 骨质疏松症患者能不能减肥?

体重过低是骨质疏松风险评估的危险因素之一，所以大家容易产生"体重越大，骨质疏松风险越低""骨质疏松症患者不能减肥"这种健康误区。如果体重过低，可以通过合理饮食来改善，给予适量蛋白质的摄入和适当运动来增加体重，以增加肌量，降低骨质疏松症的风险。

虽然低体重是骨质疏松症的风险因素，但不意味着体重越重对骨骼健康越有利，肥胖患者膝骨关节炎和心脑血管合并症的风险明显升高。对骨骼健康有益的生活方式是适当增加高蛋白食物的摄入，保持合理的体重，配合适合的运动。若要减肥，饮食上可以吃一些高蛋白、富含钙的食物，少吃脂肪含量高的食物和甜食，配合积极运动以达到减少体脂、降低体重的目的。所以说骨质疏松和减肥不是完全矛盾，而是可以相互促进的。高蛋白的食物一般不会引起体重显著增加，配合适当的运动既能减肥又能促进骨骼健康，这是一个相辅相成的过程。

Q: 抽烟、喝酒会不会加重骨质疏松?

抽烟、喝酒会干扰钙质的吸收，日常生活中应避免抽烟、过量饮酒，以免造成骨质流失。饮酒可能造成胃肠道黏膜损伤，对钙、磷、维生素 D 的吸收产生干扰，这些都是骨代谢所需的物质，若是骨代谢必需的物质缺少了，或是出现异常，会抑制成骨细胞的活性，而不利于骨质疏松的防治。此外，饮酒过量对肾脏会造成一定的损害，使肾脏对钙、磷等物质的重吸收功能下降，导致钙、磷从尿中的排出增加，不利于骨骼的生成，酒精的化学成分是乙醇，进入人体后，可与体内其他无机物或某些有机物发生化学反应，影响钙吸收，加快骨骼钙的流失。而饮酒过量也会增加跌倒及发生骨折的风险。因此，预防和缓解骨质疏松要戒烟限酒。

肝脏、肾脏是维生素 D 发挥作用的重要器官，香烟中的有毒物质会对肝脏、肾脏造成损害。戒烟可使肌肉力量增强，同时使人体的心、肺、神经等器官功能都有所改善，从而强化体质，使身体更加健康，有利于骨质疏松的预防。

Q: 骨质疏松症患者平时怎么锻炼?

运动疗法简单实用，不仅可增强肌力与耐力，改善平衡能力、协调性与步行能力，还可改善骨密度、维持骨结构、降低跌倒与脆性骨折风险，发挥综合防治作用。患有骨质疏松症的老年患者可结合自身身体健康状态，选择适合自己的健康运动方式进行锻炼，但还需遵循个体化、循序渐进、长期坚持的原则。

首先，应选择有氧运动，如慢跑、快走、游泳、跳绳等。这些机械压力可直接刺激骨形成、抑制骨吸收、增加骨骼的血流。

其次，患有骨质疏松症的患者还应进行平衡锻炼，如打太极拳、跳舞等，可增加髋部及腰椎骨密度，增强肌肉力量，改善韧带、肌肉及肌腱的柔韧性，提高患者的平衡能力及灵敏度，降低跌倒风险。

最后，患有骨质疏松症的患者还可进行肌力训练，如抗阻运动。

对于老年患者，运动方式应因人而异、量力而行。运动前应进行热身准备工作，运动强度以微出汗、不过分疲劳为宜。运动锻炼时注意少做躯干屈曲、旋转动作，避免运动损伤。患者可在咨询医生的情况下，选择合适的方式，并坚持有效的长期锻炼。

Q: 骨质疏松症患者适合吃什么？

骨质疏松症患者应注意膳食丰富、营养均衡，多吃高蛋白、钙含量丰富及富含维生素 D 的食物。建议骨质疏松症患者及高风险人群遵循以下膳食原则。

（1）膳食多样化：平均每天摄入 12 种以上食物，每周摄入 25 种以上食物，包括谷薯类、蔬菜水果类、畜禽鱼蛋奶类、大豆坚果类等食物，其中以谷类为主。

（2）保证谷薯类摄入：每天摄入谷薯类食物 250～400 g，其中全谷物和杂豆类 50～150 g，薯类 50～100 g；蔬菜 300～500 g，深色蔬菜应占 1/2；新鲜水果 200～350 g。果汁不能代替鲜果。

（3）保证蛋白质摄入：优先选择鱼和禽，每周摄入鱼280～525g，畜禽肉280～525g，蛋类280～350g，平均每天摄入鱼禽蛋类总量120～200g；建议每日1个鸡蛋，不弃蛋黄；经常吃豆制品，适量吃坚果；保证奶及奶制品的摄入，摄入量以每天液态奶约300g（约300mL）为宜。

（4）足量饮水：成年人每天7～8杯（1500～1700mL），提倡饮用白开水和淡茶水；不喝或少喝含糖饮料、咖啡及碳酸饮料。

（5）适当补充维生素D：鉴于我国人群一般饮食中的含钙量较低，维生素D食物来源少，骨质疏松症患者积极补充食物来源的钙及维生素D仍不能满足个体的需要，因而骨质疏松症患者还需要服用相应的钙剂及维生素D制剂。骨质疏松症患者应坚持低盐饮食，多饮水，保持大便通畅，以增进食欲，促进钙的吸收。

Q: 喝奶茶会导致骨质疏松吗？

适量、偶尔饮用奶茶一般是不会导致骨质疏松的。不过，奶茶是牛奶和茶水的混合饮品，虽然成分中包含牛奶，但很多奶茶中的奶并非牛奶，而是用植脂末代替的。奶茶是饮品的一种，像其他饮料一样有很多添加成分，如白砂糖、奶精、咖啡粉、红茶粉、植脂末等，往往具有高糖、高脂肪、高咖啡因及反式脂肪酸含量高等问题，对健康是不利的。大量饮用会容易发胖、增加冠心病风险、升高血压等。

如长期大量饮用奶茶，会摄入大量咖啡因，易引起骨质流失，对骨量的保持产生不利影响。对于女性而言，这可能增加骨质疏松的危险。因此，不建议骨质疏松症患者或有风险的患者大量饮用奶茶。

Q: 骨质疏松症患者有什么忌口？

骨质疏松症患者应少喝碳酸饮料、咖啡、浓茶等。因为碳酸饮料、浓茶、咖啡中有可以和钙结合的化学物质，在结合后可造成钙盐沉积，在胃肠道中较难吸收，可能从肠道中直接流失。故不建议饭后立即喝饮料，以免影响食物中钙的吸收。

大量饮酒亦对钙的吸收存在影响，减少酒精摄入量可降低骨质疏松症发生风险。

骨质疏松症患者还要注意避免食用草酸盐含量较高的蔬菜，或者可以进行合理搭配。如菠菜草酸盐含量较高，通常单独食用，并无较大不利的影响，但是不要和豆腐等食物一起食用，否则影响豆腐中钙的吸收。

骨质疏松症患者要少吃高盐和油炸食品，少食烟熏肉制品和腌制肉制品。成人每天食盐不超过 5 g，每天摄入烹调油以 25 ~ 30 g 为宜。

骨质疏松症患者应控制糖的摄入量：每天摄入不超过 50 g，宜控制在 25 g 以下。

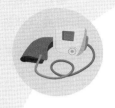

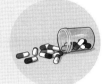

第三章

肌少症

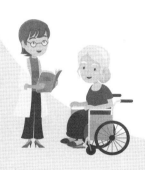

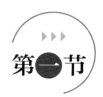

第一节

快速了解肌少症

Q: **您知道肌少症吗？**

在衰老的过程中，年龄增大往往带来进食量、活动量的减少。一些老人的体重逐渐减轻，身材逐渐变瘦，他们越来越容易疲劳，时常走不动路、拿不起东西，最麻烦的是越来越爱生病，还扛不住病。如果出现这些情况就要小心了，老人可能已经得了"肌少症"。

肌少症，即骨骼肌减少症，是一种老年综合征。目前，医学上将肌少症定义为"与增龄相关的进行性、全身肌量减少和／或肌强度下降或肌肉生理功能减退"。肌少症以骨骼肌质量减少、肌力减退为主要临床表现。它不仅导致老年人形体瘦削及憔悴感，还与活动障碍、跌倒、低骨密度及代谢紊乱都有密切的关系，是老年人生理功能逐渐减退的重要原因和表现。因此，老年人应及早识别肌少症并及时就诊，进行适当干预，这对于提高晚年生活质量、改善老年人健康状况，延缓寿命非常重要。

Q: 肌少症在老年人中很常见吗?

肌肉是我们人体第一大器官,占全身体重的 50% 左右。肌量在 25 岁左右达到高峰,保持到中年,40 岁以后随年龄增长会逐渐下降。有报道称 50 岁以后,腿部肌量每年减少 1% ~ 2%,肌力每年减少 1.5% ~ 5%,80 岁以后肌量减少可达年轻时总量的一半。

年龄的增长是肌少症最重要的影响因素。随着年龄的增长,肌肉逐渐纤维化,被脂肪组织代替,随后氧化受损加剧,肌肉类型发生转变,快 / 慢肌纤维比例下降,骨骼肌质量及力量降低。因此,肌少症在老年人中很常见,患病率随年龄增长而增加。西方国家数据显示,60 ~ 70 岁老年人中肌少症患病率为 5% ~ 13%,70 ~ 80 岁患病率为 10% ~ 20%,80 岁以上患病率达 30%。我国肌少症患病率为 7.3% ~ 12%。在护理院及住院患者中,肌少症的患病率则更高。

Q: 肌少症可能会产生哪些危害?

肌少症会导致跌倒和骨折风险增加,患者日常生活能力下降,并与心血管系统疾病、呼吸系统疾病和认知障碍相关;可以导致患者运动功能失调、生活质量下降,丧失独立生活能力,或长期需要别人照料,死亡风险增加。肌少症增加了住院风险,提高了住院期间的护理成本,增加了住院费用。此外,肌少症也与多发病、低体质指数、体重不足、缺乏运动和男性血清睾酮水平低有关。为了促进健康老龄化,需要积极实施个性化的生活方式干预。

Q: 肌少症可能出现哪些表现?

肌少症的临床表现常常缺乏特异性,可表现为衰弱、四肢纤细无力、易跌倒、步态缓慢、行走困难等。随着肌肉的流失,老年人会出现活动能力下降、日常生活能力受限等,主要表现为乏力,做什么都没力气。部分患者也可出现手部握持功能减退,爬楼、提重物、坐立等动作完成困难。除了肌肉力量,肌肉质量也随之下降,部分患者会出现体重减轻,但是患者外表没有明显消瘦的痕迹,而是测量体重时发现体重减轻。

Q: 肌少症会遗传吗?

肌少症是增龄相关疾病,是环境和遗传因素共同作用的复杂疾病,多种风险因素和机制参与其发生。肌少症的发病机制涉及多个方面,其中在遗传因素方面,已发现了一些与肌少症相关的风险基因,但未得到不同种族、更多人群一致的证实。因此,目前认为肌少症的发生与运动减少、神经—肌肉功能减弱、增龄相关激素变化、促炎性反应细胞因子、肌细胞凋亡、营养、遗传等多种因素相关,而非单一因素所决定。

Q: 什么是肌少症性肥胖?

肌少症性肥胖是指肌少症与肥胖共存的临床状态。在这种状态下,身体出现体重轻与脂肪含量失衡。随着经济条件的不断改善,肥胖人群日益增加,肌少症性肥胖也越来越普遍,表现为体质指数超标、骨骼肌质量指数下降和体脂比增高,简单来说就是体内"脂肪多，肌肉少"。

肌少症性肥胖的后果比单纯的肌少症或肥胖症更严重。不仅会增加冠状动脉粥样硬化性心脏病、糖尿病、高血压等代谢疾病的发病风险，还会影响体力，导致身体功能下降、感染风险增加、平衡及有氧运动能力较差、衰弱发生率高，增加骨质疏松症、跌倒及骨折风险，降低生活质量，甚至增加死亡风险。

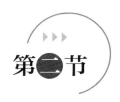

第二节

发生肌少症的原因

Q: 年龄增长与肌少症的发生有何相关？

随着年龄增长，机体内发生的变化，如激素、代谢、免疫因子等变化都会在不同水平和程度上影响肌量和肌力，即促使其减少，且这种减少会随年龄增长而加速。从 25 岁开始肌纤维大小及数量呈逐年递减趋势，中年以后大概每 10 年肌量减少 8%，70 岁以后肌量每 10 年减少 15%。肌量的丢失并不均匀；一般而言，腿部肌量的丢失多于手臂。

此外，老年人骨骼肌神经支配减少。神经元改变也被认为可能是肌少症的主要原因之一。

肌肉丢失可促使年龄相关胰岛素抵抗、年龄相关身体成分改变及水溶性药物分布容积改变。

除了肌量丢失，老年人肌肉质量也下降，有脂肪和结缔组织浸入原来的肌肉中。肌肉内和肌肉间存在脂肪时，称为"肌肉脂肪化"。研究显示，大腿肌肉脂肪化会引起力量下降、步速减慢和生存降低。

肌力随年龄增长也显著减弱。通常一个人从 30 ~ 80 岁握力下降 60%。总的来说，下肢肌力减弱的速率快于上肢；运动可减慢肌力减弱速率，但不能完全阻止其发生。

Q: 老年人营养不良与肌少症有关吗?

答案是肯定的。老年人营养不良通常与摄入蛋白质不足有关，而蛋白质是肌肉代谢的关键。氨基酸可以刺激肌肉蛋白合成，是刺激人体肌肉蛋白合成的最有效的成分。蛋白质约占肌肉重量的 20%，可以说蛋白质的代谢平衡决定了我们人体肌量的多少。

对于老年人来说，肌量和蛋白质摄入量几乎可以画等号。人体合成蛋白质的能力随年龄增长而下降，不足以维持肌量。同时，随着年龄增长，会出现无功能蛋白在人体肌肉中积累，从而出现肌肉力量明显下降。如果能保持每日进食足够量的蛋白质，虽然肌量仍然会减少，但减少的程度会明显低于蛋白质摄入不足的人群。

营养摄入不足，尤其是蛋白质摄入量不足，一方面会导致肌肉蛋白的合成降低，肌肉丢失更加明显，更容易发展为肌少症；另一方面，营养摄入不足时，机体缺乏能量，就会分解自身肌肉作为氨基酸的来源，增加肌少症发生的风险。

我国传统饮食习惯容易造成蛋白质摄入不足，50 岁以上的人群，超过一半的人都有蛋白质摄入不足的问题。

Q: 维生素 D 缺乏与肌少症有关吗?

维生素 D 缺乏与肌少症是相关的。我们从骨质疏松症的科普知识里知道维生素 D 在骨骼的发育、损伤等过程中发挥着重要作用。近些年，越来越多的研究发现，维生素 D 也参与了肌肉系统的重要病理生理过程。澳大利亚的一项研究，对 686 例社区老年人随访 2 年，发现血清维生素 D 水平较低者，骨骼肌肌肉力量及质量均显著降低，并且血清维生素 D 水平可以独立预测后期骨骼肌质量变化。

维生素 D 对肌肉功能作用的分子学机制包括基因作用和非基因作用：一方面，通过与肌肉细胞上的受体结合，与肌肉纤维的增生、分化及肌肉蛋白的合成有关；另一方面，通过非基因作用途径，使钙释放进入细胞质，钙储存增加，促进肌肉收缩。研究发现，补充维生素 D 可刺激肌肉细胞，促进肌肉蛋白质的合成。荟萃分析中报告，每天补充维生素 D 800 ~ 1000 IU 可以改善 60 岁以上人群的肌肉力量和平衡能力。

Q: 肌少症与骨质疏松症有什么关联？

老年人常合并多种代谢相关疾病，如糖尿病、肌少症、骨质疏松症、老年性肥胖症等，而其中肌少症与骨质疏松症为常见的老年代谢性疾病，两者被称为"骨肉相连"。如果老年朋友同时身患这两种疾病，可导致人体的平衡能力下降，骨折的发生率也随之增加，更容易引起失能、跌倒等，极大影响了老年人的生活质量，甚至可能导致死亡等不良结局。

骨骼与肌肉系统不仅位置毗邻，且共同参与人体日常活动、维持体位、保护内在重要脏器，在发病机制上更是受许多共同机制和危险因素的影响，两者关系紧密。随着人口老龄化时代的到来及生活方式的改变，骨质疏松症及肌少症的发病率日益增高，且两种疾病常常共存，未来应将两者作为一个整体，同时预防肌少症及骨质疏松症。

Q: 糖尿病会增加肌少症的风险吗?

随着对肌少症的认识不断深入，越来越多的研究表明，肌少症的发生及发展与 2 型糖尿病有密切联系。在 2 型糖尿病患者中，特别是老年 2 型糖尿病患者中，发病机制中的胰岛素抵抗、脂质不适当的沉积、氧化应激、一些细胞因子的累积、神经病变及肾病等因素均可打破人体骨骼肌合成与分解的平衡，使肌肉蛋白合成减少、分解增加，导致骨骼肌肌量损失，从而引起肌少症的发生。

根据亚洲肌少症工作组的调查结果显示，患 2 型糖尿病的年龄 > 65 岁的日本老人和年龄 > 60 岁的中国老人，肌少症的患病率为 15%。有研究显示，2 型糖尿病患者肌少症的患病率是健康人的 1.56 倍，血糖控制不佳也是肌少症发生的重要影响因素。因此，肌少症已被描述为 2 型糖尿病患者新的并发症类型。

Q: 肌少症与认知障碍有关系吗?

在老龄化时代，身心障碍导致自理能力下降的老年人口迅速增加，增加了医疗支出及经济负担。其中，肌少症和认知障碍是造成这些不良事件的最常见原因。在老年人中，肌少症和认知障碍发病率高，严重影响老年人的生活质量，甚至增加死亡率。目前的研究多认为肌少症与认知障碍的风险增加密切相关，是认知障碍的危险因素。

肌少症被认为是认知障碍的危险因素，但也有专家认为肌少症是早期认知障碍过程的一种表现，且肌少症与认知障碍可能存在关联。认知障碍的危险因素包括营养不良、久坐不动的生活方式、缺乏合成代谢激素及持续的炎症反应，这些都是导致肌少症的潜在原因。肌少症和认知障碍作为与老年人密切相关的老年综合征，都需要对其进行早期干预，以延缓进程，从而提高患者的生活质量。目前两者共有的干预措施主要包括早期筛查、营养支持及体育锻炼。

Q: 肌少症与慢性肾脏病有关吗?

慢性肾脏病是一种以肾脏排泄和内分泌功能逐渐丧失为特征的慢性代谢性疾病。有学者发现，在慢性肾脏病进展过程中通常会合并肌量减少、肌力下降等，常伴生活质量降低，心血管并发症与死亡风险增加。

慢性肾脏病患者发生肌少症的因素复杂，如炎症反应、蛋白质能量消耗、运动减少、维生素 D 缺乏等。近年来研究发现，维生素 D 缺乏在慢性肾脏病肌少症的发生中起着重要作用。肌少症是慢性肾脏病患者常见的并发症之一，长期以来，各项研究都表明接受血液透析的患者肌少症的发病率更高。最近的一项研究表明，不进行血液透析的慢性肾脏病患者肌少症的发生率也会明显升高。换句话讲，慢性肾脏病会加快肌少症的进展过程，而肌少症也会对慢性肾脏病患者的预后产生不良影响。

早期识别慢性肾脏病合并肌少症的危险因素，并采取积极有效的干预措施，如鼓励患者积极加强体育锻炼、进行营养支持等是至关重要的。

Q: 肌少症与心力衰竭有关吗?

心力衰竭是各种心血管疾病的最终发展状态,简称心衰,人们有时也称之为心功能不全。因为它是心血管疾病的终末阶段,所以预后差,故早期的识别非常重要。随着我国逐步进入老龄化社会,慢性心力衰竭患者的发病人数、死亡率和住院率逐年增高。心力衰竭作为一种慢性疾病,患者心功能的逐步恶化会进一步影响体内能量代谢,尤其会造成骨骼肌代谢障碍,表现为体重下降、骨骼肌萎缩或功能失调。因此,老年心力衰竭患者常合并肌少症,且二者之间相互影响,关系密切。研究表明,心力衰竭合并肌少症患者的临床预后更差。

肌肉生长抑制素属于转化生长因子 – β 超家族,主要表达于骨骼肌组织,少量表达于心肌组织,其功能主要是抑制骨骼肌增加。研究发现,生理状态下心肌组织中肌肉生长抑制素表达很少,但心力衰竭患者的心肌组织中其表达明显升高,且升高幅度与心功能呈负相关。因此,肌肉生长抑制素可能是老年心力衰竭患者肌少症和心功能恶化之间的桥梁因子。

此外,心力衰竭患者由于心功能进行性恶化,导致肠道淤血及其他组织器官缺血,此时体内能量代谢受到干扰。尤其是老年心力衰竭患者,基础能量代谢下降和激素分泌水平降低的情况尤为明显。因此,老年心力衰竭患者常合并肌少症,二者之间相互影响,关系密切。

Q: 降糖药物会影响肌少症吗?

越来越多的研究发现，糖尿病患者更容易患肌少症，同时糖尿病患者肌肉的丢失会导致血糖难以控制。骨骼肌是葡萄糖代谢的主要部位，在维持葡萄糖稳态中发挥了重要作用。糖尿病与骨骼肌丢失、萎缩相关，骨骼肌减少会加剧胰岛素抵抗，导致肌肉进一步丢失。糖尿病患者的骨骼肌受到多种不利因素的影响，而降糖药在肌肉的生理过程中发挥了一定的作用。由于糖尿病是一种多种因素共同作用的疾病，所以很难分辨究竟是糖尿病本身导致肌少症的出现，还是降糖药的使用导致肌少症的出现。

根据目前的一些证据还无法对糖尿病合并肌少症患者提供良好的用药建议。希望未来有更多更好的研究可以证实降糖药与肌少症之间的关系。现有研究大部分显示二甲双胍对肌肉质量和肌肉力量都有积极影响。目前研究提供的证据有限，暂时还无法得出磺脲类、格列奈类、糖苷酶抑制剂对骨骼肌的影响。一项日本的研究显示，2型糖尿病患者使用达格列净治疗可显著改善血糖控制，降低体重和脂肪量而不会降低骨骼肌质量。尽管大多数利拉鲁肽研究已经揭示了其对肌肉质量的积极影响，但目前尚不清楚以利拉鲁肽为代表的DPP-4抑制剂对肌少症的影响是通过直接机制还是间接机制。胰岛素可促进骨骼肌蛋白质合成、减少蛋白质分解，同时可以改善骨骼肌线粒体功能，对肌少症患者的治疗可能是有利的。

总之，糖尿病合并肌少症的老年患者应在医生指导下，选择合适的降糖药物以避免肌少症加重，提高生活质量、减少并发症。

第三节

肌少症的评估

Q: **判定肌少症应进行哪些方面的评估?**

进行肌少症的诊断包括三个方面：肌力测定代表肌肉力量；人体成分分析 / 双能 X 射线吸收法测定四肢骨骼肌质量指数评估肌量；6 m 步速测定判断躯体功能。如果单纯肌力下降则考虑存在肌少症风险，如果同时存在肌力下降和肌量减少可诊断为肌少症；如果肌力下降、肌量减少再加上躯体功能降低，我们会诊断为严重肌少症。

在明确肌少症的基础上，我们要对患者进行全面的老年综合评估，从疾病状态、用药种类、营养状态和营养风险、运动能力、认知功能及心理状态、有无衰弱或者失能的可能性，以及社会支持和家庭照护的评估等方面明确患者可能存在影响肌少症的因素，发现问题以便合理应对。

Q: **如何评估老年人的肌量及判断是否异常?**

评估老年人肌量有两种方法。

（1）生物电阻抗法是目前临床测定肌量最常用的方法。这一方法是在 20 世纪 50 年代和 20 世纪 60 年代开创并广泛应用于身体成分测量。该方法评估身体成分是通过低强度和高频的电流进行，测肌肉质量的理论基础是人体不同的组织对电流的阻力不同，测量各部位的电阻和电抗，然后基于一定的公式计算而来。通常采用四肢肌量除以体表面积得出四肢骨骼肌质量指数进行诊断，如果男性 $< 7.0\,\mathrm{kg/m^2}$，女性 $< 5.7\,\mathrm{kg/m^2}$ 则考虑肌少症可能。

（2）另外一种方法类似对骨质疏松症患者测定骨密度的方法，称之为双能 X 射线吸收法测定肌量。其主要的机制是双能 X 射线装置发射的辐射能量会根据人体的结构和组织的密度、厚度及发射能量的强度进行不同的衰减。X 线穿过人体的检查部位时，计算机根据骨组织、脂肪等组织的 X 射线衰减率计算出骨骼、脂肪等组织的含量。通常采用四肢肌量除以体表面积得出四肢骨骼肌质量指数进行诊断，如果男性 $< 7.0\,\mathrm{kg/m^2}$，女性 $< 5.4\,\mathrm{kg/m^2}$ 则考虑肌少症可能。

Q: 如何评估老年人的肌肉力量和躯体功能？

临床医生一般通过测试握力和步速的方式来评估老年人的肌肉力量和躯体功能。

在诊室中，医生通常会先测定优势手握力来评估肌肉力量，如何测握力呢？建议老年人分两步走。

第一步，先用非最大握力去适应握力计。

第二步，正式测试开始，保持坐位，弯曲肘部，尝试用优势手的最大力量握紧握力计并持续 1 秒钟，连续测定 3 次，记录测量的数值。

两次测定之间允许休息 1 分钟，取最大值为受试者握力。

参考值：男性握力 < 28 kg，女性握力 < 18 kg，则需要进行肌量和躯体功能测定。

Q: 在诊室中如何评估躯体功能呢?

医生会采用步速测定的方式进行躯体功能评价。通常诊室里有一条长 6 m 的标识线，老年朋友按照正常步速行走 6 m，由医务人员记录时间，计算步速。如果步速 ≤ 1.0 m/s，提示存在躯体功能的下降。

医生完成上述检查后，会结合人体成分分析的结果和肌少症的诊断标准做出您是否患有肌少症的诊断。

上述两种评估多需要在专业指导下进行。因此，对于有需求的老年人可到医院在医生的指导下完成，评估是否有肌肉力量下降或躯体功能下降。

第四节

肌少症的防治

Q: 哪些人群是肌少症的防治对象？

如何确定肌少症的防治对象？我们应该明确老年人发生肌少症的危险因素有哪些。

（1）增龄。

（2）女性、肌少症家族史。

（3）营养相关因素：进食量不足或者进食受限，比如，牙齿不好使吃饭受到影响或因为消化道手术导致进餐受影响的老年朋友；没有明显原因出现体重下降的情况。

（4）活动减少：比如，不爱活动的老年人，或者因为疾病无法活动者（骨关节病、骨折或者其他疾病导致行动不便甚至卧床者）；另外，如果近期有反复跌倒的情况发生也要注意肌少症的筛查。

（5）药物或疾病因素：如多重用药（服药种类 ≥ 5 种）、患有慢性疾病（如糖尿病、慢性阻塞性肺疾病、慢性肾脏病、呼吸衰竭、神经退行性病变）和老年综合征（如抑郁、帕金森病、阿尔茨海默病等）等各种急慢性疾病。

因此，存在上述危险因素的人群，如果出现了乏力、肌肉力量下降、体重下降等情况，应及时就医评估筛查。

Q: 肌少症人群如何进行运动？

既往研究均认为运动干预可以改善老年肌少症患者的肌肉力量，无明显运动禁忌证的老年肌少症患者均应进行有规律的运动训练。运动干预的类型推荐抗阻运动、有氧运动、平衡训练。

抗阻运动是运动干预的基础和核心部分，以渐进式增加运动强度为特点，使肌肉产生的力量能够移动或抵抗所施加的阻力。每次抗阻训练建议持续 30 ~ 60 分钟，每周至少训练 2 ~ 3 次，两次训练的时间需间隔 48 小时。运动器械可以使用弹力带、绑腿沙袋、哑铃等，根据患者体重设置相对安全的重量阻力。

有氧运动可以改善老年人的心功能和运动耐力，提高免疫力，增强机体的适应能力，加强对抗阻训练的适应，从而形成运动的良性循环。有氧运动推荐 6 分钟步行、2 分钟高抬腿、太极拳、八段锦等。在进行抗阻训练的前提下，建议每次有氧运动 10 ~ 20 分钟。单独进行有氧运动，时长可相应延长至 30 ~ 45 分钟，每周至少 3 次。

三步势平衡、单腿站立等静态平衡运动，以及坐立坐训练、行走训练、太极拳等传统健身方式可帮助肌少症患者在日常生活和其他活动中保持身体稳定性，降低跌倒风险。

Q: 肌少症人群如何合理补充维生素 D？

维生素 D 对维持人体健康起着重要的作用，对维护肌肉系统的功能可能有一定的作用。既往对单纯补充维生素 D 对肌肉功能、握力等改善的研究结果不一致，有些研究没有看到明确的肌肉力量和身体功能改善。但近年来，在日本社区老年人中进行的一项关于每日抗阻运动和每日补充 1000 IU 维生素 D 相结合的研究表明，运动和补充维生素分别改善了身体功能，包括下肢肌肉力量，但联合治疗效果更好。

维生素 D 缺乏在人群中普遍存在，在不能经常户外活动的老年人中更是如此，此类患者往往表现为肌肉无力、活动困难等。在老年人群中，筛查维生素 D 缺乏的个体，补充维生素 D 对增加肌肉强度、预防跌倒和骨折具有意义。

根据目前的研究结果，建议老年人每日或每周补充中等剂量的维生素 D 可能是安全的。纠正明显的维生素 D 缺乏，使维生素 D 水平至少保持在 20 ng/L（相当于 50 nmol/L）以上，患有肌少症或有肌少症风险的老年人通常也患有骨质疏松症和维生素 D 缺乏的风险，这增加了维生素 D 处方的安全性。对于肌少症的治疗，建议将补充维生素 D 与蛋白质、运动结合起来。

对患肌少症或有肌少症风险的老年人，可检测体内维生素 D 的水平，当老年人血清 25- 羟维生素 D 低于正常值范围时，应补充维生素 D。建议这类老年人维生素 D 的每日补充剂量为 15 ~ 20 μg（600 ~ 800 IU），维生素 D_2 与维生素 D_3 可以替换使用；同时，老年人应增加户外活动，有助于提高老年人血清维生素 D 水平，预防肌少症；若无其他胆固醇升高等情况，也可适当增加海鱼、动物肝脏、鸡蛋等富含维生素 D 食物的摄入。

Q: 肌少症人群如何补充蛋白质?

对老年人肌肉质量和肌肉力量的维持,需要保证充足的蛋白质摄入。老年人的代谢效率下降,与年轻人相比,可能需要额外补充更多的蛋白质以进行肌肉蛋白合成,但老年人的咀嚼功能下降,胃肠道消化功能明显减退,特别容易使蛋白质的摄入不足。富含蛋白质的口服营养补充剂可弥补老年人日常饮食中蛋白质摄入的不足,从而维持和增加肌肉质量及力量。

不同类型的蛋白质促进肌肉合成的功效有差别。乳清蛋白富含亮氨酸和谷氨酰胺,可快速消化,是最优质的蛋白质之一,具有促进肌肉蛋白合成的能力。酪蛋白是一种含有磷钙的结合蛋白,在胃肠道中分解缓慢,相较于乳清蛋白,可使机体得到持续、缓慢的氨基酸供应,从而增加蛋白质的身体吸收和利用率,是目前临床上很多口服营养补充剂的营养素来源。

对于 60 岁及以上非肌少症老年人,建议摄入蛋白质 1.0 ~ 1.2 g/(kg·d)以预防肌少症的发生。对明确诊断肌少症的老年患者,《老年人肌少症防控干预中国专家共识(2023)》建议蛋白质摄入量达到 1.2 ~ 1.5 g/(kg·d);而对合并严重营养不良的肌少症患者每日蛋白质则需要补充到 1.5 g/(kg·d)以上。蛋白质的摄入需平均分布于每日的 3 ~ 5 餐中。蛋白质每日补充量需要根据自身情况而定,尤其是合并基础病的老人,为避免与基础病治疗冲突需要在医生指导下补充蛋白质。

Q: 补充抗氧化营养素对肌少症的防治有效吗?

维生素 C、维生素 E、类胡萝卜素、硒等均属于抗氧化营养素,研究发现上述抗氧化营养素与肌肉力量、躯体活动功能可能有关。

维生素 C 与某些氨基酸的合成有关,若缺乏,可能影响身体活动能力,如出现非特异性的疲劳症状、肌无力,严重的可发展成贫血。

血清维生素 E 浓度低与老年人虚弱、身体活动能力与肌肉力量的下降有关。有研究提示,血清维生素 E 浓度低于 $25\mu mol/L$ 的老年人 3 年内身体活动能力下降的风险增加。

老年人血清类胡萝卜素水平低与其握力、髋部与膝部肌肉力量下降存在明显关联。

血浆中硒浓度降低是老年人骨骼肌质量和强度下降的独立相关因素,膳食硒摄入量与老年人握力呈正相关。

鼓励老年人增加深色蔬菜和水果及豆类等富含抗氧化营养素食物的摄入,以减少与肌肉有关的氧化应激损伤。可适当补充含多种抗氧化营养素的膳食补充剂。深绿色蔬菜多富含维生素 C,番石榴、芒果、柚子等水果中维生素 C 含量也较丰富。食物中的胚芽、豆类、蛋、甘薯及绿色蔬菜富含维生素 E。深黄、橘红及深绿色蔬菜中如南瓜、茼蒿、油菜、胡萝卜等,多富含胡萝卜素。粗粮、坚果、动物性食品、海产类、大蒜、西红柿等食物中常常富含硒。

Q: 补充脂肪酸对肌少症患者有益吗?

多不饱和脂肪酸（PUFA），即 ω–3 脂肪酸和 ω–6 脂肪酸，是生存所必需的，我们必须通过食用含有这些成分的食材来满足需求。其中，二十碳五烯酸（EPA）和二十二碳六烯酸（DHA）是研究的热点。

补充 ω–3 脂肪酸是否能有效预防或治疗肌少症尚不清楚。曾有研究发现，让健康老年人分别服用 3g EPA 或安慰剂，结果显示服用 EPA 组的老人大腿腿围和握力有所改善。也有研究表明在力量训练中补充鱼油能使老年人肌力和肌肉蛋白的合成能力显著提高，但单纯补充鱼油没有效果。

《老年人肌少症防控干预中国专家共识（2023）》指出，ω–3 脂肪酸通过与其他营养物质联合使用能使老年人肌力和肌肉蛋白的合成能力显著提高、运动能力改善。每日补充 3000 mg 的血浆 DHA 及每日 ≥ 800 mg 的 EPA 可能对老年人身体活动能力产生有益作用。

Q: 肌少症人群需要补充营养吗?

营养不良是肌少症主要病因之一，营养素缺乏及其导致的肌肉蛋白合成降低是肌少症发生和进展的重要原因。现阶段尚缺乏用于治疗肌少症的成熟药物，营养治疗仍是肌少症的主要干预措施之一。《中国老年人肌少症诊疗专家共识（2021）》推荐对所有肌少症和可能患肌少症的老年人进行必要的营养筛查，对住院的严重肌少症患者还建议检测营养生化指标。因此对于肌少症人群，尤其是对能量摄入不足的老年肌少症患者，应及时予以营养干预。

营养干预方式包括肠内营养（EN）及肠外营养（PN），肠内营养可通过口服和管饲给予。肠外营养是经静脉途径为无法经消化道摄取营养或摄取营养物不能满足自身代谢需要的患者，多用于病情危重、疾病急性期需禁食的患者，且只能在医疗机构进行操作。对于肌少症患者，若胃肠道可利用，推荐肠内营养。对于不能经口进食或吞咽障碍患者，可采用管饲肠内营养。《中国老年人肌少症诊疗专家共识（2021）》推荐存在营养不良或营养风险的肌少症患者在自由进食的同时，可口服营养补充剂进行营养支持治疗。

Q: 肌少症人群如何选择口服营养补充剂?

口服营养补充剂（ONS）是以增加能量和营养为目的，能够提供多种宏量营养素和微量营养素的制剂，可作为饮料或加入饮品和食物中经口服用。口服营养补充剂为液态、半固体或粉状的肠内营养制剂，俗称营养粉/营养液。口服营养补充剂既可作为三餐以外的营养补充，也可作为人体唯一的营养来源满足机体需要，适用人群广泛，尤其适合院外患者使用。口服营养补充剂含有蛋白质、氨基酸、碳水化合物、脂肪、各类维生素、矿物质及微量元素等成分，使用方便、安全，符合生理，适合经口进食的肌少症患者，包括肌少症前期患者。

《老年人肌少症防控干预中国专家共识（2023）》推荐应选择高氨基酸/蛋白质、高维生素 D、高多不饱和脂肪酸、高抗氧化素含量的营养补充剂，尤其应将必需氨基酸含量作为首要选择标准。目前常用的口服营养补充剂多为整蛋白型，推荐摄入以动物蛋白（如乳清蛋白、酪蛋白等）为主要蛋白质来源的口服营养补充剂。当肌少症患者或肌少症前期人群进食量不足目标量 80% 时，推荐每日口服营养补充剂 400 ~ 600 千卡，应在两餐间服用，或每小时 50 ~ 100 mL 啜饮。

有吞咽障碍、消化道梗阻、腹泻、消化道大出血、严重应激状态、严重代谢紊乱等病证的患者禁止使用营养补充剂。老年人是否需要口服营养补充剂，建议先经过医生评估，且患者要遵医嘱执行，并在营养支持期间定期随访评估。

Q: 治疗肌少症的药物有哪些？

目前还没有以肌少症为适应证的药物，临床上治疗其他疾病的部分药物可能使肌肉获益，进而扩展用于肌少症。包括同化激素、活性维生素 D、生长激素等。

睾酮、雌激素、孕激素替代治疗、选择性雌激素受体调节剂均在研究中被证实可以增加人体的肌量，但目前用于临床治疗肌少症的证据仍不够充分。对于性激素缺乏导致严重肌少症的患者，可在排除高危因素的前提下，试验性补充少量激素。活性维生素 D 的使用可增加肌肉强度、减少跌倒风险；但是，还缺少使用活性维生素 D 可增加肌量的直接证据。目前治疗肌少症的药物主要包括选择性雄激素受体调节剂、肌生成抑制素和激活素 II 型受体通路拮抗剂类。

综上所述，肌少症目前无明确的特效药物，主要的防治措施仍是营养干预与运动治疗。关于药物治疗是否需要，建议在医生指导下进行选择。

Q: 肌少症性肥胖患者如何减重？

肌少症性肥胖是肌少症和肥胖同时存在的状态。研究表明，肌少症性肥胖较单纯肌少症和单纯肥胖的危害更大，不但会增加老年人冠心病、糖尿病、高血压等代谢疾病及感染的风险，还会影响体力，导致身体素质低、身体功能受损、平衡及有氧能力较差、衰弱发生率高，增加骨质疏松症、跌倒及骨折风险，影响生活质量，甚至可能会增加死亡风险。

对于肌少症性肥胖患者的理想治疗目标是降低体脂、增加肌量和力量，同时避免或降低体重减轻对肌肉和骨骼的不良影响。建议以热量限制、有氧运动、抗阻运动相结合的手段达到减重的目的。

（1）热量限制：建议每日限制热量摄入量，每周减重约500 g，目标是6个月减掉总体重的8% ~ 10%，之后可维持减重后的体重。

（2）有氧运动、抗阻运动相结合：每周坚持150分钟中、高强度有氧运动，如每周5天，每天30分钟；隔日进行一次抗阻运动、耐力训练，每周3次，重点训练力量、平衡和灵活性。

（3）补充蛋白质：若其他基础病允许，可补充1 ~ 1.2 g/（kg·d）总量的蛋白质，分次摄入，每次25 ~ 39 g；每日补充2.5 ~ 2.8 g亮氨酸。

（4）补充钙剂及维生素D：每日补充1200 mg钙，摄入1000 IU维生素D，从而防止潜在的骨代谢紊乱。

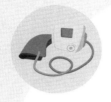

第四章

阿尔茨海默病

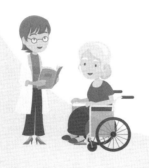

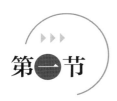

第一节

快速了解阿尔茨海默病

Q: 您知道阿尔茨海默病吗?

阿尔茨海默病（AD）是一种起病隐匿、早期不易识别、呈进行性发展的神经退行性疾病。阿尔茨海默病表现可呈多样化，早期可无任何症状，逐渐可出现认知障碍表现（如近期记忆遗忘、计算能力下降、定向能力减退、理解能力降低、书写障碍、阅读障碍等）、精神行为异常（如情感淡漠、情绪不稳、易激惹、活动减少等人格、行为改变），以及社会生活功能减退（如语言障碍、运动障碍、嗅觉功能障碍、环境失认、穿衣障碍等）。

阿尔茨海默病是老年人最常见的一种痴呆类型，也是老年人常见的慢性疾病之一，大约占到老年人痴呆的 50% ~ 70%，患病率随年龄的增长仍在增加，是老年人失能的重要原因。据世界卫生组织报告称，目前全球约有 5000 万人患有痴呆症，这个数字预计还在继续增长。预计到 2050 年，全世界阿尔茨海默病患者超过 1.3 亿。

患者在 65 岁以前发病为早发型阿尔茨海默病，在 65 岁以后发病为晚发型阿尔茨海默病，有家族发病倾向被称为家族性阿尔茨海默病，无家族发病倾向被称为散发性阿尔茨海默病。

阿尔茨海默病患者大脑的病理改变呈弥漫性脑萎缩，显微镜下病理改变以老年斑、神经原纤维缠结和神经元减少为主要特征。老年斑中心是 β 淀粉样蛋白，神经原纤维缠结的主要组分是高度磷酸化的微管相关蛋白，即 tau 蛋白。目前比较公认的阿尔茨海默病发病机制认为：β 淀粉样蛋白的生成和清除失衡是神经元变性和痴呆发生的始动因素，其可诱导 tau 蛋白过度磷酸化、炎症反应、神经元死亡等一系列病理过程。

Q: 阿尔茨海默病与痴呆一样吗?

很多人认为阿尔茨海默病和痴呆是一回事儿，其实这是两个不同的概念，但在一定程度上两者关系密切。痴呆是一种以认知功能减退为特征的疾病，可累及一个或多个认知领域，如学习和记忆、语言、执行功能、复杂注意力、知觉运动功能和社会认知功能。这种缺陷必须是比既往功能水平下降，并且严重到足以干扰日常功能和个人独立性，往往可以被老人、家属或其照护者识别而注意到。在世界范围内，随着人口老龄化进程，痴呆的总体疾病负担正逐渐增加。

阿尔茨海默病是一种起病隐匿、进行性发展的神经退行性疾病，早期不一定有表现，随着病情进展逐渐出现认知障碍、行为和人格改变、社会生活功能减退等表现，进而进展到痴呆阶段。阿尔茨海默病分为临床前阶段、轻度认知障碍阶段和痴呆阶段等。

痴呆按是否为变性病分为变性病痴呆和非变性病痴呆。变性病痴呆主要包括阿尔茨海默病、路易体痴呆、帕金森病痴呆、额颞叶痴呆等。非变性病痴呆主要包括血管性痴呆、正常压力脑积水及其他疾病（如颅脑损伤、感染、自身免疫性疾病、肿瘤、中毒和代谢性疾病等）引起的痴呆。阿尔茨海默病是老年人中最常见的痴呆类型，占 50% ~ 70%。血管性痴呆是最常见的非变性病痴呆，占痴呆患者的 15% ~ 20%。路易体痴呆占痴呆的 5% ~ 10%，帕金森病痴呆约占痴呆的 3.6%，额颞叶痴呆占痴呆的 5% ~ 10%。

Q: 认知障碍就是阿尔茨海默病吗?

认知障碍与阿尔茨海默病是两个不同的概念，阿尔茨海默病在病程进展中可表现为认知障碍的进展。人类从正常衰老到痴呆，认知的改变是一个连续的过程，而痴呆是认知障碍的较晚期状态。认知障碍可分为轻度认知障碍（MCI）和重度认知障碍（痴呆）。轻度认知障碍是一种介于正常认知与痴呆的中间临床状态，记忆力或其他认知功能进行性减退，但不影响日常生活能力，且未达到痴呆的诊断标准。

轻度认知障碍的病因与痴呆类似，涉及多种神经系统变性或非变性疾病，如阿尔茨海默病、脑小血管病、路易体病、额颞叶痴呆等缓慢起病的痴呆类型在临床症状达到痴呆前，轻度的病理变化均可引起轻度认知障碍。

阿尔茨海默病是一种起病隐匿、进行性发展的神经退行性疾病，随着病情进展逐渐出现认知障碍、行为和人格改变、社会生活功能减退等，进而进展到痴呆阶段。阿尔茨海默病分为临床前阶段、轻度认知障碍阶段和痴呆阶段这 3 个阶段，后面 2 个阶段均伴随着认知障碍。

Q: 什么样的老人患阿尔茨海默病的可能性增加?

（1）年龄大的老人。阿尔茨海默病随着年龄的增长，患病风险越来越高。一般而言，60 岁之后，年龄每增加 10 岁，痴呆的发病风险就会翻一倍；到 85 岁时，几乎有一半以上的老人会存在认知障碍，这其中有些人会转变为阿尔茨海默病。

（2）有家族史的老人。如果家族中的人，特别是直系亲属有阿尔茨海默病患者，这类老人患病风险会明显增加。

（3）"三高"人群。高血压、高血脂、高血糖以及脑血管疾病、脑部创伤患者均是阿尔茨海默病的高危人群，积极处理这些危险因素是降低各种痴呆的风险、进展和严重程度的关键策略。

（4）独居老人。很多老年人退休后，日常生活基本都是吃饭、睡觉、屋内活动、做家务等，外出娱乐活动很少，与人交流也很少。独居老人活动减少尤为明显。长时间处于这种状态会导致大脑神经系统迅速退化，脑细胞活性越来越低，也就更容易患上阿尔茨海默病。

（5）女性。根据大量的流行病学研究表明，相比于男性，女性更容易患阿尔茨海默病，特别是绝经之后。

（6）头部有过外伤。头部有过外伤的患者患阿尔茨海默病的风险增加。

Q: 男性和女性患阿尔茨海默病的风险一样吗?

根据大量的流行病学研究表明，相比于男性，女性更容易患阿尔茨海默病。特别是女性绝经之后，卵巢的功能衰退，雌激素就会停止分泌，此时女性体内的雌激素水平会急剧下降，并且长期处在一个低水平状态。绝经后女性容易出现失眠、烦躁、多汗、心情低落等症状，从而也增加了患阿尔茨海默病的概率。

均衡饮食，保持乐观心态，避免压力过大，合理锻炼，保障充足睡眠时间和质量，可有助于改善体内炎症，延缓绝经期的到来，在一定程度上可延后阿尔茨海默病的发生。

Q: 阿尔茨海默病会遗传吗?

科学家认为，阿尔茨海默病是遗传、生活方式和环境因素共同作用的结果，这些因素会随着时间的推移影响大脑。阿尔茨海默病是在衰老的前提下由各种病因所导致的，以记忆等认知功能逐步衰退为特征的最常见的老年神经退行性疾病。只有 5% 的人群是单基因遗传，也就是说，100 个阿尔茨海默病患者只有 5 个是因为携带了突变基因，并且突变基因是致病性的。这个比例很低。如果有这种情况，通常会导致患者在中年就发病。如果家族中的人，特别是直系亲属有阿尔茨海默病患者，这类老人患病风险会明显增加。

Q: 阿尔茨海默病除了记忆力减退，还有哪些表现?

记忆力减退是阿尔茨海默病的主要症状。阿尔茨海默病早期通常表现为难以回忆起最近发生的事情或对话，随着病情的发展，其他症状也会出现。

（1）注意力和思考难以集中，尤其是对数字这类的抽象概念。早期就会出现计算速度明显减退，无法完成稍微复杂一点的计算，如弄错价格，以及不能顺利完成理财、购物、算账等操作，甚至可能无法计算加减法和识别数字。

（2）在日常生活中做出合理决定和判断的能力下降。例如，患者可能在社交活动中做出不合时宜的举动，或者穿着与当时天气情况不相符的衣物等。

（3）学习新事物的能力明显减退。患者会对新事物失去学习的主动性，自然地产生抵触、倦怠，从而影响患者的学习能力。

（4）定向力障碍。例如，患者常常出现不认得家门的情况，导致走丢。

（5）言语表达障碍。患者可能忘记简单的词语，说的话或写的句子让人无法理解。晚期的患者往往缄默少语、丧失阅读能力，与人交流沟通的能力下降，最后出现完全性失语。

（6）对季节、月份等发生混淆。分不清春夏秋冬，也记不清今年是哪年、今天是周几。

（7）情感障碍。患者会表现出思维混乱，不论大小事情都会纠缠不清，同时出现情感迟钝，对人淡漠。但有时又会出现如小儿样的欢欣且程度极度夸张，情绪快速涨落，变得喜怒无常。

（8）性格改变。表现为原本性格开朗、和蔼，在生病后逐渐变得自私、主观，或粗暴易怒、不理智，或焦虑、多疑、淡漠等。

Q: 阿尔茨海默病有哪些类型?

阿尔茨海默病根据发病年龄不同，可分为早发型阿尔茨海默病和晚发型阿尔茨海默病。

早发型阿尔茨海默病：该类型疾病比较少见，约占总发病率的 5%。患者通常在 45 ~ 65 岁就出现阿尔茨海默病症状，发病后恶化速度也相当快。该类型一般具有家族遗传性，主要是由淀粉样前体蛋白基因（APP）、早老素基因（PS1）等基因突变造成。

晚发型阿尔茨海默病：该类型为阿尔茨海默病最常见的类型，患者年龄一般在 65 岁以上，其中一部分为散发性，另一部分为家族性。ε4 型载脂蛋白 E（APOE）基因是晚发型阿尔茨海默病最主要的风险基因。近几年研究者发现，补体成分受体（CR1）、聚集素（CLU）以及 PICALM 等基因也可能与散发性阿尔茨海默病有关。

Q: 阿尔茨海默病患者会出现哪些行为和精神症状?

阿尔茨海默病导致的大脑变化会影响情绪和行为，例如：

抑郁、焦虑、每日忧心忡忡。

情感淡漠，对亲人和朋友漠不关心。

不爱和人打交道，拒绝出门。

情绪波动大，情绪快速涨落，喜怒无常。

对他人不信任，多疑，总是怀疑别人偷了东西。

原本性格开朗、和蔼，在生病后逐渐变得自私、主观，或粗暴易怒、不理智，甚至具有攻击性。

睡眠习惯发生变化，昼夜颠倒，或者嗜睡不醒。

四处漫无目的不停地游荡，经常由于定向力差而走失。

失去自制力，甚至做出超出道德底线的事情。

出现幻觉，听到或者看到并不存在的事物。

如果老人出现上述表现，应带老人及时就医，医生会详细询问病史，并针对性地用焦虑量表、抑郁量表、认知功能量表等进行筛查及进一步检查以明确诊断。早期发现，可早期给予干预治疗。

Q: 老人出现哪些表现时要警惕阿尔茨海默病？

老年人可能会出现记忆力下降，通常并不影响生活。但是与阿尔茨海默病有关的记忆丧失如果持续恶化则会影响患者工作和家庭生活。当老人出现以下情况时，一定要警惕阿尔茨海默病，需要去医院记忆门诊或认知专业门诊就诊。

经常出现忘记关煤气，或者炒菜忘记放盐，出门忘记关门等情况。

购物无法算账，或者错误付钱。

会不断重复一句话或者一个问题，反复询问，在被回答后仍然不停提问。

忘记之前和朋友的对话或者近期做过的某件事情，在经过提醒后仍然想不起来。

总是把东西放在错误的地方，如把熨斗放在洗衣机里，或者把垃圾放在被子里。

在熟悉的地方迷路，患者会在经常散步或者买菜的路上迷路、走失。

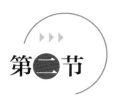

第二节

阿尔茨海默病的病因

Q: 吸烟会引起阿尔茨海默病吗?

吸烟是非常常见的公共卫生威胁之一。据世界卫生组织 2017 年数据显示,全世界共有约 11 亿烟民,每年有超过 800 万人丧生,其中超过 700 万人死于直接吸烟,还有约 120 万非吸烟者死于接触二手烟。同时吸烟也是许多慢性疾病的危险因素,如心脑血管疾病、慢性阻塞性肺疾病、糖尿病、多种类型的恶性肿瘤等。

目前普遍认为吸烟是阿尔茨海默病的重要危险因素。有研究表明,吸烟者患阿尔茨海默病的风险是从不吸烟者的 1.79 倍。在某些特定人群(不携带 *APOE4* 者)中,吸烟者患阿尔茨海默病的风险是从不吸烟者的 4.32 倍。

因此,对于吸烟的老人,及早戒烟有利于防止阿尔茨海默病的发生。

Q: 酗酒会影响认知功能吗?

饮酒与认知功能关系密切。

目前饮酒对老年人认知功能影响的结论不一致，有研究报道饮酒与认知损害无明显关系，但也有相反的结论认为饮酒与认知功能有关。

一些研究显示，与不饮酒者相比，少量和适度饮酒者的痴呆风险更低，或者认知障碍的出现更晚，特别是对于饮用葡萄酒者。

同时，有一些研究发现，不同饮酒量对认知功能的影响明显不同，每日饮酒约 1/2 标准杯（6 g）的个体痴呆风险最低，而过量饮酒（每日 ≥ 38 g）则会增加痴呆风险。

因此，虽然饮酒对认知功能的影响尚不明确，但目前研究公认的是大量饮酒，即酗酒，对大脑存在明显影响会进一步影响认知功能，导致患阿尔茨海默病的风险明显升高。建议老年人避免过度饮酒。

Q: 受教育水平与痴呆有关吗？

痴呆和受教育的程度有一定相关性，由于受教育的人相对于没有受过教育的人用脑会比较多一些，痴呆发生的风险可能会受到一定的影响（相对会小一些），但并不是影响认知障碍的主要原因。

国内有研究显示，受教育程度每多 1 年，痴呆的风险会降低 7%。瑞典也有研究表明：在教育年限方面，当不超过 14 年（即高中教育）时，教育年限的增加可降低因痴呆住院的风险或死亡风险；在最高教育程度方面，与只接受义务教育（7 年）的人相比，接受大学教育的人痴呆风险降低。因此，研究者普遍认为，受教育水平越低，发生认知功能减退风险越高。

但是，也有研究显示，一旦发生痴呆，受教育程度高反而意味着认知减退更快。这可能提示教育对老年人认知保护作用主要在痴呆发生前。

因此，多读书虽然不能阻止在确诊痴呆后认知状态的快速减退，但是对于未患痴呆的老人，还是应该不断学习，多参与社会活动，活到老、学到老，降低痴呆发生风险。

Q: 老年抑郁与痴呆有关吗？

痴呆主要表现为认知障碍。但是痴呆患者常伴有精神及行为障碍，具体表现为有抑郁、焦虑、淡漠、激越、妄想、幻觉等。抑郁是最常见的老年期精神障碍，主要表现为持续性的情绪低落。老年人抑郁症状的表现往往不典型，在临床上经常表现认知功能减退、沉默寡言等。

近年来的研究也证实老年期发生的抑郁症与痴呆存在一定的相关性，特别是有抑郁症史的患者被认为是容易发生痴呆的高危人群，而在痴呆的发展过程中也往往合并有抑郁症状。

痴呆和抑郁虽然是两种不同的疾病，但两者却有共同特征，在平时很难区别。因此，出现类似症状时要及时找专业医生就诊，明确诊断，对症治疗。

Q: 听力下降对认知功能会有什么影响？

听力下降是老年人常见的感觉功能障碍。据统计，美国 65 岁以上人群中约 64% 合并有不同程度的听力障碍，我国老年人群听力下降的发病率为 60% 左右。在 80 ~ 85 岁的老年人中，这一比例更高。听力下降和认知障碍都是人体衰老的外在表现，有研究发现，听力障碍与痴呆发病率相关。同时，还有研究发现，听力下降的程度与老年痴呆的程度呈明显相关性。

这可能与听力下降导致整个听觉信息处理能力降低有关。另外，退休等使老年人社会角色改变及抑郁等因素的参与，增加了老年人的社会隔离感，进而增加了认知负担，可导致认知障碍形成。

因此，建议对老年人实施健康教育，使老年人重视发现听力减退及认知下降的早期症状；积极采取应对措施，控制病情，坚持用药，及时就医。

现阶段用于听力下降早期康复的方法主要是应用助听器和人工耳蜗等治疗。多项研究证实，通过这些措施可以改善患者的沟通困境，从而改善心理社会功能，提高整体认知能力，改善生活质量。

我们呼吁家属、医院、社会应对听力减退等影响认知功能的危险因素实施早期干预，同时应在认知下降的高危老年人群中开展认知功能监测，及时采取康复干预治疗，从而延缓和阻止病情进展。

Q: 哪些药物可能会影响认知功能？

在疾病治疗的过程中，我们可能见过一些药物会出现药物副作用。那么，是否有药物影响到我们的认知功能呢？如果有的话，影响是长期的还是短暂的呢？

研究发现，老年人短期使用的某些药物，如苯二氮䓬类药、麻醉药、抗胆碱能药、抗组胺药、阿片类药物等，可能会影响到认知功能，表现为短暂的记忆力下降、注意力减退、语言理解力差或行为异常等。但这种影响多较为短暂，并且可以逆转。长期使用相关药物，如苯二氮䓬类药物（地西泮、艾司唑仑等）或质子泵抑制剂，是否与痴呆发生风险有关，目前相关研究数据并不一致，尚无定论。一些大型观察性研究没有发现长期使用苯二氮䓬类药物或质子泵抑制剂与新发痴呆之间有显著关联。

当需要对患者进行认知功能评估时，临床医生、患者及家属应询问或提供患者的用药情况，以免相关药物会影响到认知功能评价。如果患者已经发生了认知下降，在就医过程中，患者及家属也应将目前服用药物的信息提供给诊治医生。

Q: "打呼噜"与痴呆有关吗?

对于"打呼噜"的人，家人可以仔细观察，观察其有无在夜间睡眠中呼吸暂停，有无白天犯困、无法控制打瞌睡或注意力不集中。如果有上述情况，最好到医院就诊，并进行检查，以判断其是否患有阻塞性睡眠呼吸暂停综合征（OSAS）。

阻塞性睡眠呼吸暂停综合征在日常生活中很常见，患者会在睡梦中打呼噜，出现上气道阻塞及呼吸暂停，引发睡眠结构紊乱和夜间低氧血症，可导致心脑血管疾病、内分泌代谢疾病等疾病的发生风险增加。

另外，长此以往，阻塞性睡眠呼吸暂停综合征还可导致患者轻度认知障碍和痴呆的风险增加。该病可影响到多个认知领域的功能，包括总体认知损伤、记忆力下降、执行功能损伤等。发病机制可能与血管危险因素增加、缺氧、Aβ 蛋白清除率降低、tau 蛋白增多、神经炎症反应及神经传递改变等有关。

因此，老年人应该重视"打呼噜"的情况，如果有必要就去筛查是否患有阻塞性睡眠呼吸暂停综合征，做到早发现，早重视，早治疗。

Q: 维生素 D 缺乏会影响认知功能吗？

维生素 D 是人体必需的一种营养元素，补充维生素 D 制剂是治疗骨质疏松的方法之一。另外，不为多数人所知的是，维生素 D 除了参与钙磷代谢，还参与许多骨代谢外的生物学反应，包括一系列神经系统调控过程。

有研究报道，维生素 D 缺乏与认知下降、各种病因的痴呆发生概率增加有关。维生素 D 有抗炎、抗氧化应激作用，似乎能够通过一些机制与认知功能发生关联。

那有人不禁会问，补充维生素 D 是不是可以治疗认知障碍？实际上，截至目前，我们对这种关联性的调节机制仍然知之甚少，同时维生素 D 与认知功能的前瞻性队列病例系列研究的结果也并不一致，比如，有的研究报道，维生素 D 的状态与同时存在或新发的痴呆并无显著关联。未来还需要更多大规模有意义的医学研究，去观察探讨血清维生素 D 水平与人类认知功能之间的关系。

第三节

阿尔茨海默病的评估和检查

Q: 什么情况下建议老人做认知功能检查?

年龄增长与认知下降密切相关,老年期的认知障碍往往是慢性发展、逐渐加重的过程。

轻度认知障碍(尤其是遗忘型)的患者,其主要的苦恼就是记忆力比以前明显下降了,记不起近期的事,这是最常见的首发症状。

而痴呆患者则可能在多个方面都存在困难,常见的症状如下:

(1)记忆力明显减退,记不住新信息,忘记最近发生的事情,比如,记不住白天吃的饭菜是什么了,有时丢三落四,说完就忘。

(2)语言能力下降,找不到合适的词汇表达,有时说不出简单日用品的名称。

(3)计划能力丧失,不能处理复杂任务(如做日常计划、核对账目、驾驶),甚至不能完成日常家务。

(4)推理判断能力下降,不能应对意外发生的事件,有时做常规的事情也不合逻辑。

（5）时间、空间能力和定向力下降，如记不清具体时间，在家附近或其他熟悉的地方迷路。

（6）行为、情绪及性格改变，如喜怒无常、易激惹、突然变得多疑、情感淡漠，长时间呆坐或睡觉等。

如果家里或身边的老年人出现了上述几类表现，应该考虑认知下降或痴呆的可能性，建议老人就医，进一步进行认知功能检查。

Q: 评估认知功能的精神状态量表有哪些？

遇到有认知障碍表现的人，推荐进行认知评估。认知评估分为 3 个层级，其中精神状态量表是第一层级。它被用来评估记忆及其他认知领域的状况，简短有效，用时不超过 30 分钟，有结构化的实施方法和评分机制，并且预设了临界值。

通过精神状态量表的评估，我们可以有效鉴别和发现认知功能受损的患者，局限性在于它不适合判定可能受累的脑区，也无法判断潜在病因。

用时较短（<5 分钟）的精神状态量表，包括记忆损害筛查（MIS）、六项筛查（SIS）、画钟测验（CDT）、简易认知评估量表（Mini-Cog）、简易精神状态问卷（SPMSQ）、简易智力检测量表（AMTS）、鉴别衰老与痴呆的八项访谈（AD8）及老年人认知功能减退知情者问卷（IQCODE）等，可以快速有效地筛查痴呆，但对更轻微的轻度认知障碍则不太敏感，评估疾病进展的效用比较弱。

用时中等（5 ~ 15 分钟）的精神状态量表包括简易智力状

态检查量表（MMSE）和蒙特利尔认知评估量表（MoCA）等，是目前使用和研究最广泛的认知功能评估工具。评估时间中等，可评估更广泛的认知能力，并可检出某些病例中更轻微的认知缺陷，如轻度认知障碍中的认知缺陷。

Q: 什么是简易智力精神状态检查量表（MMSE）?

要说起临床医生使用最广泛的痴呆认知功能检测方法，那就是简易智力精神状态检查（MMSE）。它共分为 6 个方面，有 30 个小题，内容简练，测定时间中等，易于接受，是痴呆筛查的首选量表。

MMSE 的评估条目包括定向力（时间和空间定向力，10 分）、记忆力（即刻回忆和延迟回忆，6 分）、注意力 / 计算力（5 分）、语言能力（言语和书写，8 分）、视觉空间功能（1 分）。

完成 MMSE 大约只需要 7 ~ 15 分钟，最高得分为 30 分。得分小于 24 分提示痴呆或谵妄。

MMSE 有一定局限性，主要是对轻度认知障碍并不敏感，评分可能会受年龄和教育程度影响，也会受语言、运动和视觉功能障碍的影响；尤其是 MMSE 不能直接评估执行功能，而在血管性认知损害或额颞叶痴呆患者中，执行功能损害可能是由额叶和 / 或皮层下功能障碍所致认知损害的早期特征。

Q: 蒙特利尔认知评估量表（MoCA）如何使用?

MoCA 也是用于检测认知障碍的简明筛查试验，评估条目包括 8 个认知领域的 11 个检查项目，如词语延迟回忆（5 分）、视

觉空间 / 执行功能（包括画钟测验，7 分）、语言能力（6 分）、注意力 / 专注力（6 分）、定向力（6 分）。完成该量表约需 15 分钟，用时中等。

MoCA 评分系统总分 30 分，得分 26 分及以上为正常，18 ~ 26 分为轻度认知障碍，10 ~ 17 分为中度认知障碍，小于 10 分为重度认知障碍。如果接受评定者受教育年限 ≤ 12 年（一般只在高中水平），结果可加 1 分，但总分不可超过 30 分。

与 MMSE 相比，MoCA 的难度更高，评估的认知领域更为广泛，测试了更多的认知领域，如记忆、语言、注意力、视觉空间技能和执行功能等，这使得检出轻度认知障碍的敏感性更高了。

Q: 精神状态评估量表评分较低就是痴呆吗？

有些老年人发现自己精神状态评估量表评分较低，就担心自己是痴呆了，实际情况是这样吗？

认知障碍和痴呆的诊断应该参照病史和精神状态检查两者的状况，不能单靠评估量表就做出诊断。因为任何评估的基础，都是临床访谈，采集详细的病史（包括配偶或成年子女等知情者的看法），仔细行体格检查，必要时进行辅助检查，这些都是应该有的。如果病史和精神状态检查相符，则强烈提示痴呆的诊断。

当病史提示认知障碍，而精神状态检查正常时，可能的原因包括实际有轻度认知障碍但未被检出、患者智力或受教育程度较高、抑郁或知情者隐瞒实情。

相反，当精神状态检查提示认知障碍，但家属和患者都认为本人不存在任何问题时，那是为什么呢？可能的原因包括患者有其他原因导致的急性意识模糊状态、智力或受教育程度非常低、应用相关药物，或者家属识别不足等，这些因素导致了精神状态检查的误差。

如何能进一步核实上述可能的原因呢？

首先，应该由专业医生详细采集病史、进行全面的体格检查和神经系统检查，以识别急性意识障碍或认知改变的其他病因。其次，应核查用药清单，除外可引起认知不良反应的药物。第三，应采集睡眠史，以识别潜在的痴呆相关睡眠障碍和可能促成认知损害的睡眠障碍。最后，应探查基础精神疾病。

在难以判断的情况下，神经心理学评估（心理测量学检查）可能有帮助；一段时间后再次进行临床评估往往最有帮助。

Q: 为什么要对痴呆患者进行神经心理学测试？

认知评估分为 3 个层级，正式的神经心理学测试属于最高层级，测试可持续数小时，也可分多次就诊进行。大家可能要问，此前我们已经介绍好多种精神状态评估量表，根据病史和量表应该可以做出诊断了，为什么还需要进行神经心理学测试呢？

神经心理学测试评估对以下多种情况都是有帮助的。

（1）可以确定患者的基线水平，以便随后对患者进行随访。

（2）可以帮助区分不同类型的神经变性疾病性痴呆，或者区分神经变性病性痴呆与其他认知损害病因，如脑血管疾病或抑郁。

（3）可以评估患者的能力，并对有关驾驶、财务决策和增加监督需求方面提供指导意见。

（4）可以确定患者是否有可能接受补偿性或康复治疗。

正是出于上述这些原因，我们才需要对已经确诊痴呆的患者进行神经心理学测试。

Q: 怀疑阿尔茨海默病需要做头颅磁共振成像（MRI）检查吗？

临床医生经过采集多种信息，怀疑患者有阿尔茨海默病，会建议患者进行头颅 MRI 检查。这时的头颅 MRI 检查，是起什么作用的呢？

阿尔茨海默病最早且最严重的神经原纤维表现见于内侧颞叶。神经影像学研究的重点，就是关注内侧颞叶和其他区域，颞叶萎缩可能是阿尔茨海默病的早期特异性标志，海马体减小或内侧颞叶萎缩是阿尔茨海默病最具特征性的局灶表现。

对疑似阿尔茨海默病的患者，需要进行脑影像学检查，首选头颅 MRI 检查。头颅 MRI 检查能够证实颅内状况，包括脑血管疾病、其他结构性疾病（慢性硬膜下血肿、脑肿瘤、正常压力脑积水），以及提示额颞叶痴呆或其他类型神经变性疾病的区域性脑萎缩。

Q: 头颅磁共振成像（MRI）检查提示脑萎缩就是痴呆吗？

一些患者因为各种原因进行了头颅 MRI 检查，看到报告上写着脑萎缩就十分紧张，觉得脑萎缩就是痴呆了，实际情况是这样吗？

其实不是的。

头颅影像学的新技术能够直接显示脑部的结构、血流、代谢功能和异常蛋白质沉积。老年人随着年龄的增加会出现生理性脑萎缩，疾病状态下的患者也会出现脑萎缩，在 MRI 上会表现为脑叶的萎缩、脑沟增宽、脑实质变薄。

但是目前 MRI 提示的脑萎缩却仍然无法直接观察认知功能，无法反映患者实际病情。认知障碍和痴呆的诊断，是参照详细的病史、体格检查和精神状态检查做出的。

在头颅 MRI 中发现脑萎缩的患者，向痴呆进展者和不向痴呆进展者的脑萎缩程度存在重叠，脑萎缩不能明确预测个体患者是否会进展至痴呆，它只是痴呆风险较高的标志。特征性的海马回萎缩表现则可能增加诊断阿尔茨海默病的支持力度。

Q: 海马回萎缩与痴呆的关系是什么？

海马回是大脑里主要负责认知功能，尤其是记忆功能的结构。特征性的海马回萎缩可能提示阿尔茨海默病，特征性的表现为海马回体积减小或内侧颞叶萎缩。而痴呆是一组表现为有严重认知障碍的疾病，那么是不是海马回萎缩了就一定会得痴呆呢？答案是否定的。

根据影像学检查中海马回萎缩的程度，将海马回萎缩分为 1 ~ 4 分，其中 1 分最轻，4 分最重。随着年龄的增长，正常人的海马回也可能会出现不同程度的萎缩。目前认为 75 岁以下者，海马回萎缩 ≥ 2 分为异常；75 岁以上的老年人，海马回萎缩 ≥ 3 分为异常。海马回萎缩容易引起记忆力减退，尤其是情景记忆力的下降，比如，不记得昨天下午去过公园、超市，不记得早上吃了什么饭、有没有吃药，严重者可能不认识子女、老伴等。当患者存在认知下降，但还能胜任日常生活时，我们叫作轻度认知障碍。当患者出现严重认知障碍并因此无法正常生活（比如，出现不知道自己在什么地方、家庭住址等情况）时，我们称之为痴呆。

简而言之，正常老年人也会出现不同程度的海马回萎缩，异常的海马回萎缩可以导致记忆力下降等认知功能减退，当认知功能减退到一定程度，出现严重的认知障碍时，我们称之为痴呆。

Q: 怀疑阿尔茨海默病为什么要进行脑脊液检测？

当患者出现严重认知障碍且主要表现为记忆力减退时，医生会怀疑患者罹患阿尔茨海默病，会建议患者进行脑脊液检测。为什么呢？

在患者出现认知障碍时，医生通常会怀疑阿尔茨海默病，可以导致记忆力减退等认知障碍的疾病非常多，而阿尔茨海默病是其中最常见的一种。其他可以引起认知障碍的疾病还有肿瘤、感染、自身免疫性疾病（如系统性红斑狼疮、自身免疫性脑炎等）。脑脊液的检测对确定认知障碍的病因、指导治疗、判断疾病的预后非常重要。

目前认为，阿尔茨海默病的主要病理特征是大脑中出现老年斑和神经原纤维缠结等。可通过脑脊液中特定蛋白的水平（β淀粉样蛋白及磷酸化 tau 蛋白浓度、磷酸化 tau 蛋白与总 tau 蛋白的比值）来判断老年斑和神经原纤维缠结的程度，对诊断阿尔茨海默病也非常重要。2018 年美国国立老化研究院（NIA）和阿尔茨海默病协会（AA）发布的阿尔茨海默病最新诊断标准中也特意强调脑脊液中上述蛋白的水平对诊断的重要性。所以对怀疑阿尔茨海默病的患者，医生会建议进行脑脊液检测。

Q: 怀疑阿尔茨海默病的患者要进行哪些化验？

当患者出现认知减退时，医生会考虑存在阿尔茨海默病的可能。这个时候，需要进行哪些化验呢？主要包括一般状态、营养物质是否缺乏、急慢性感染等方面的评估，具体包括肝功能、肾功能、血脂、血糖、甲状腺功能、贫血相关检测、同型半胱氨酸、维生素水平、血沉、艾滋病抗体、梅毒抗体、自身抗体谱等相关检测。

这些化验有助于评价患者的脏器功能、合并症情况，为后续选择治疗药物做准备，对鉴别维生素 B_{12} 缺乏相关痴呆、酒精相关痴呆、代谢相关痴呆、药物相关痴呆、自身免疫性疾病相关痴呆及感染相关痴呆等也具有重要意义。

Q: 阿尔茨海默病患者都需要做基因检测吗？

根据患者家族中是否有其他具有血缘关系的亲属罹患该病，可将阿尔茨海默病分为家族性阿尔茨海默病及散发性阿尔茨海默病。其中家族性阿尔茨海默病相对较少，占5%，通常发病年龄较早（＜65岁），呈常染色体显性遗传，其中50%携带相关的致病基因，包括淀粉样前体蛋白基因（APP）、早老素1基因（PS1）和早老素2基因（PS2）。除此之外，还有一类基因我们称之为风险基因，也就是说携带这个基因的人群，罹患阿尔茨海默病的风险增加。目前确定的风险基因主要是APOE，APOE分为3种亚型，即APOE2、APOE3、APOE4。APOE3在人群中最为常见，频率约为 72%，携带 *APOE2* 基因的人群患阿尔茨海默病风险较小，携带 *APOE4* 基因的人群患阿尔茨海默病的风险增加 3 ~ 10 倍。基因型不同，认知障碍患者的诊断和预后可能完全不同。对怀疑阿尔茨海默病的患者，有条件时推荐进行基因检测。此外，基因检测对于指导其他家庭成员做好早期筛查、预防也具有重要意义。

Q: 阿尔茨海默病患者需要做营养筛查吗?

阿尔茨海默病患者可能伴随食欲、嗅觉变化，还可能存在进食困难。研究发现，阿尔茨海默病患者常伴有营养不良，其发生率可高达 65%。此外，阿尔茨海默病在老年人群中多发，老年人是高血压、糖尿病、心血管疾病、脑血管疾病、便秘等慢性病的高发人群，疾病及用药均有可能影响患者的进食、营养状态。所以有必要对阿尔茨海默病患者进行营养筛查，以发现营养不良的潜在风险和营养不良状态。

我国的研究显示，对阿尔茨海默病患者进行营养筛查，并根据营养状态进行相应的营养干预、指导，有助于改善患者的化验指标和认知功能，进而改善患者的预后、提高生存质量。所以，推荐阿尔茨海默病患者进行营养筛查。根据筛查结果，对有需求的患者进行相应的营养支持治疗。

第四节

阿尔茨海默病的防治

Q: **阿尔茨海默病能治愈吗?**

阿尔茨海默病是一种老年人的退行性疾病,主要表现为记忆力下降,主要的病理特点是大脑中老年斑的形成及神经原纤维缠结。目前对于阿尔茨海默病的发病机制还不是特别明确,遗传、环境等因素都有可能影响疾病的发生、发展,年龄增长也是个重要的危险因素。

阿尔茨海默病起病隐匿,早期症状不明显,通常难以发现。研究显示,在阿尔茨海默病出现症状前的 20 ~ 30 年,大脑中就已经开始出现病理改变。而当患者因不适症状就诊时,大脑中的病理改变已无法逆转。虽然现有治疗能改善该病的某些症状,但在目前的医疗条件下,阿尔茨海默病还不能治愈,所有患者都会出现不同程度的疾病进展。

不能治愈,不代表不能治疗,相应及时的治疗能改善阿尔茨海默病患者的症状,确诊患者应积极治疗。

Q: **哪些休闲活动有助于老年人预防阿尔茨海默病?**

运动可以促进神经生长因子的产生,预防大脑退化,适当的体育锻炼有益于阿尔茨海默病患者的健康。所以阿尔茨海默病患者在运动功能尚存时，应该坚持锻炼。那么什么样的活动或锻炼有助于预防阿尔茨海默病呢？

研究显示，不同的运动类型，如有氧运动、无氧运动、抗阻力训练等，对认知功能均有一定的改善作用。体力活动可以改善脑灌注，促进神经发生和突触形成，减少神经元丢失，并在容易患阿尔茨海默病的区域保护脑容量。关于运动的形式，目前还没有权威的推荐。

老年人的认知功能还受到社交活动的影响。虽然目前缺乏社交活动对正常老年人认知功能影响的随机对照研究，但一些观察性研究显示，参加社交活动可增加他们的社会参与感，从而延缓老化带来的认知下降。

这里推荐的常见运动方式包括舞蹈、快步走、慢跑、蹬车、打太极拳等，可根据自身的情况酌情选择。对于存在运动困难的患者，可通过运动手指（如写字、下棋、打麻将等）达到延缓认知功能下降的作用。除此之外，增加日常交流、学习新事物、培养新爱好等，对改善认知功能也有一定的益处。

Q: 健康饮食是否有助于预防认知障碍的发生？

饮食因素可能直接或通过对其他危险因素的作用间接参与痴呆的发展，健康饮食具有预防认知减退的巨大潜力。上海的学者研究发现，饮食模式与认知功能相关。多摄入植物性食物、适量摄入动物性食物的人群认知功能更好，而过量摄入油脂、盐的人群认知功能更差。

地中海饮食是健康饮食的代表，地中海饮食以蔬菜、豆类、水果、谷物和橄榄油为主，富含维生素 C、维生素 E、叶酸、多不饱和脂肪酸等，有助于对抗氧化应激，保护神经细胞。研究发现，地中海饮食可以降低心脏病的患病风险，还可以减少脑部血管损伤以降低发生脑卒中和记忆力减退的风险。健康饮食甚至可以部分逆转高脂、高糖饮食导致的认知下降。所以目前世界卫生组织推荐地中海饮食以预防认知障碍的发生。

Q: 阿尔茨海默病患者如何进行认知训练？

认知训练是为了提高认知功能而设计的一系列重复、标准化的任务。有学者将认知训练分为活动体验式训练、计算机式训练和虚拟现实式训练。

活动体验式训练包括团体活动和个人活动，通过沉浸式的线下体验干预模式，改善患者的整体认知和心理社会能力，如用熟悉的照片、旧时的音乐等让患者对往事进行回忆。

计算机式训练是通过标准化的计算机程序，对患者进行靶向训练，可根据患者的表现调整训练的难度。

基于虚拟现实技术的认知训练结合了活动体验式和计算机式认知训练的优势，让参与者的现实体验感更强，并增加了互动性。

目前专门用于老年人认知训练的产品较少，且有待于进一步规范。患者可根据自身情况，酌情选择认知训练的方式，有条件的患者可到专业的医疗机构就诊并进行相关训练。在日常生活中，可通过陪患者回忆往事、鼓励患者讲述自己的故事、引导患者对物品进行分类等进行记忆力的训练；同时要关注患者的定向力、视空间执行能力、计算能力，并进行有意识的针对性训练。

Q: 治疗阿尔茨海默病常用的药物有哪些？

阿尔茨海默病目前尚不能治愈，但对疾病带来的认知功能和整体功能下降情况需要给予相应的治疗，从而改善患者症状和生活质量、延缓疾病进展。目前临床上常用的治疗阿尔茨海默病的药物主要包括以下四种类型。

（1）乙酰胆碱酯酶抑制剂，通过抑制乙酰胆碱酯酶活性或抗胆碱酯酶作用，改善认知功能，可能带来轻度症状缓解，尤其是对于新诊断为阿尔茨海默病的患者。这类药物主要包括盐酸多奈哌齐、重酒石酸卡巴拉汀、氢溴酸加兰他敏，是临床上比较常用的药物。

（2）非竞争性 N− 甲基 −D− 天冬氨酸受体抗体，通过选择性拮抗天冬氨酸受体，调节其兴奋性，从而达到保护神经细胞功能的作用。常用的药物是盐酸美金刚，主要用于中度及重度阿尔茨海默病患者。

（3）脑代谢复活剂，具有保护、修复神经细胞功能的作用，常用的有奥拉西坦、吡拉西坦。

（4）营养脑细胞药物，主要用于阿尔茨海默病的辅助治疗，常用的药物为脑蛋白水解物片。

阿尔茨海默病患者应及时就医，经医生评估、诊断后，在医生指导下开始规范治疗，在治疗过程中根据医生的指导监测药物不良反应、定期就诊评估。

Q: 补充维生素对预防和治疗阿尔茨海默病有用吗？

维生素和矿物质参与各种蛋白质和酶的合成，在神经递质的传导和脑功能的发育中具有重要的作用，某些维生素和矿物质的缺乏可能影响阿尔茨海默病的发生、发展。研究显示，阿尔茨海默病患者血液中维生素的水平显著低于同年龄段的健康人群。阿尔茨海默病早期伴有氧化应激增加，因此，目前认为补充具有抗氧化作用的微量营养素（如维生素 A、维生素 E、维生素 C、维生素 B_{12}、维生素 B_6 等）可能对降低阿尔茨海默病的发生风险、延缓阿尔茨海默病的进程具有一定作用，但确切的疗效还有待随机对照试验来证实。

Q: 补充益生菌与益生元对改善认知功能有效吗？

肠道菌群对维持机体的健康至关重要。肠道菌群与疾病的相关性、补充益生菌与益生元对各系统疾病（包括认知障碍）的作用是目前的研究热点。一些研究显示，肠道菌群与认知障碍关系密切，认知障碍患者肠道菌群多样性下降，结构也有别于健康人群。补充益生菌和益生元能改善阿尔茨海默病患者及抑郁患者的认知功能，对情绪也有积极的作用。

但目前关于补充益生菌和益生元对改善认知功能的作用还没有达成共识，也没有权威指南推荐通过补充益生菌与益生元来改善认知功能，所以其有效性尚待进一步证实。

因此，益生菌或益生元潜在的营养价值明确，但能否预防阿尔茨海默病或改善认知功能目前仍缺乏实质性的证据。

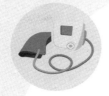

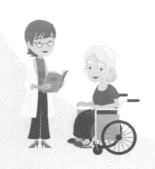

第五章

老年人居家照护

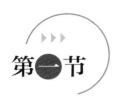

第一节

老年人跌倒的防控

Q: 老人只要一跌倒就需要去医院吗?

日常活动时、夜间起夜时、外出买菜时、洗澡时，老年人都有可能跌倒。而无论在什么时间、什么地点，老人跌倒都需要引起足够重视，一定要去就医。

老人跌倒在临床上是一个比较常见的情况，随着年龄的增长，身体的各项功能都会发生改变，生活及自理能力下降。如果老人跌倒，及时就医最起码能弄清楚两件事。

第一件事，借助专业的医疗手段查找跌倒的原因，积极给予应对处理，减少甚至杜绝跌倒事件的再次发生。老年人跌倒原因有很多，通常医生会考虑其是否存在共济失调的脑部病变、骨关节炎症及肌肉萎缩改变等。只有来到医院，在专业医生的指导下才能准确发现问题到底出现在哪里。

第二件事，老年人常常伴有骨质疏松，跌倒后可能会发生骨折，跌倒后严重者还可能有颅脑外伤后的出血。老人刚刚发生跌倒时，家人应注意查看其是否出现外伤，如果出现外伤，则需要立即去往医院救治，如无不适症状，则可以先居家观察，密切关注老人意识状态、活动情况。由于老人各个器官和感官的反应比较慢，不适感的出现会相对延迟，对于高龄、意识不清、有重度认知障碍的老人，还是建议选择及时就医，避免更严重的后果发生。

Q: 老年人跌倒的原因有哪些？

跌倒是指突发的、不自主的、非故意的体位改变，倒在地上或更低的平面上。每个人都有可能跌倒，但是老年人跌倒更加常见。跌倒一旦发生，极易引起老年人伤残、失能，甚至死亡。

根据老年人自身特点，其跌倒的原因主要包括内因和外因两大类。

（1）内部因素

生理因素：随着年龄的增长，老年人身体各个功能发生改变，前庭感觉以及中枢神经控制能力下降，导致活动时平衡不稳、反应时间延长。此外，视听力下降、肌肉萎缩及骨关节退行性病变，也大大增加了老年人发生跌倒的风险。

疾病与药物因素：老年人常多病共存，长期服用治疗高血压、糖尿病、催眠或镇静等药物后可能引起低血压、低血糖、反应变慢、平衡力下降等不良反应。

心理因素：有些老年人个性固执，往往高估自己的行动能力，忽视各种危险因素，导致跌倒。

（2）外部因素

居家环境因素：室内地面湿滑、随处堆放杂物、灯光昏暗及不合适的家具高度等容易导致老人跌倒。

不合身的衣物，如裤子过长等。

频繁移动家具位置或者迁往新居等不熟悉的环境。

Q: 老人如何判断自己有没有跌倒风险?

老人一旦发生跌倒可能会导致骨折、硬膜下血肿、严重的软组织损伤，因害怕跌倒不敢活动还会引起躯体功能下降和行为退缩等多种不良后果。此外，跌倒不仅会降低老人的生活质量，还会带来更多的医疗花费。为了有效预防跌倒的发生，老人应学会如何判断自身有没有跌倒风险。

首先，要知道自己是否属于跌倒高危人群，即包括年龄大于65岁的患者、曾经有跌倒病史者、衰弱伴头晕者、贫血或血压不稳定者、意识障碍并失去定向感者、肢体功能障碍或步态不稳者、视听力较差又缺乏照顾者，以及长期服用利尿药、泻药、安眠药、降压药、降糖药的患者。

其次，可以到医院进行相关跌倒评估筛查。目前，医院对患者进行跌倒评估大多采用跌倒风险评估量表，其内容包括近3个月有无跌倒过、是否经医学诊断患有两种及两种以上疾病、使用助行器的情况、静脉输液/置管/使用药物治疗情况、步态及精神状态的评估。在评估过程中，患者要根据实际情况回答，以免影响评估的准确性。对于评估结果≥45分的患者，即认为有跌倒发生的风险。

Q: 为了避免老人跌倒，生活中有哪些小窍门?

老人跌倒后，不仅影响其自身的生活质量，也会给家庭和社会带来负担。老人存在潜在跌倒风险，需自身提高警觉性，重视和掌握生活中的一些小窍门，预防跌倒的发生。

（1）改善居家环境：浴室和洗手台设置扶手；便器应为坐便器；保持地面干净整洁，去除杂乱物品；常用物品避免放置在高处；安装照明灯（小夜灯）；在楼梯粘贴警示线；去掉地毯或者使用防滑地毯；家具陈设要固定，不要随便移动位置。

（2）选择合适的生活物品：避免衣裤过长；床铺高度要根据身高选择，不可以过高或者过低；尽量不穿过于肥大、不跟脚的拖鞋。

（3）选择合适的助行器：对于手杖，老年人最好选择三支点或者四支点的手杖，材质以铝合金为宜，轻巧、稳定且安全；如果选择木质手杖，要保证质地坚硬，为了防滑和缓冲拐杖着地时的冲击力，拐杖的杖端最好包有橡皮帽。

（4）正确用药：老人服用降压药及降糖药后要注意观察自身有无低血压和低血糖的发生，外出时，随身携带糖果；夜间服用安眠药前，要尽量做完睡前一系列活动（如厕、洗漱等），尽量在床上服用安眠药。

（5）关注老人心理健康：对曾经跌倒而出现害怕心理的老人，要及时给予关注，鼓励其行走；对在生活中高估自己行为能力，不愿麻烦别人的老人，要及时加强老人的防护意识。

Q: 家里有哪些跌倒隐患？

居家环境中常常隐藏着的安全隐患，是所谓的"隐形杀手"。做到以下几个方面，防患于未然，可以有效降低跌倒的发生率。

（1）改善室内光线：灯光应明亮且不刺眼，所有电灯的开关都安装在方便开启的地方，也可以在开关上贴反光贴纸，以便及时找到；在床边建议放置伸手可及的台灯，走廊和楼梯也应安装小夜灯。

（2）清理室内障碍物：避免东西随处摆放，要收好电线，应及时清理楼梯和过道的垃圾和杂物，楼梯的每层台阶上应有醒目标识，最好加上防滑贴条；爱养宠物的老人应为宠物带上铃铛，以防被宠物绊倒。

（3）做好地面防滑：室内地面材料应防滑，去除室内所有小地毯、脚垫（或固定在地面）；卫生间和厨房是老年人跌倒的高发地点，应格外注意，保持地面干燥，无水渍、油渍，在必要的地方放置固定的防滑垫，将洗发液、沐浴液及油盐酱醋等放在伸手可及的地方，避免爬高或弯腰取物。

第二节

呼吸道感染者的居家照护

Q: **呼吸道感染后有痰，如何有效排痰？**

老人痰液咳不出来易引起肺部感染，甚至因窒息而死亡。但过于频繁且剧烈的咳嗽易引起不适，甚至可引起咳嗽性晕厥、肌肉损伤及气胸，骨质疏松的老年人甚至可引起肋骨骨折等并发症。很多人因为没有掌握正确的咳嗽方法而不能有效排痰，那么如何才能既省力又有效地咳嗽呢？

对年龄较大、痰液不易咳出的老人，建议采用两次咳痰法将痰液咳出。先进行 5 ~ 6 次深呼吸，在深吸气后保持张口，然后浅咳一下将痰咳至咽喉部，再由咽喉部迅速将痰咳出。此种方法较易将深部的痰液咳出，减少老人的体力消耗。

另一种咳痰方法是选取一个舒适的坐姿，双脚着地，两肩稍向内弯，头稍向下，身体稍前倾，双手环抱一个枕头。进行深而缓慢的腹式呼吸 5 ~ 6 次，然后用鼻子深吸气，屏住气 3 ~ 5 秒，继而噘嘴，之后经口将气体呼出；再深吸一口气，屏气 3 ~ 5 秒，保持身体前倾，进行 2 ~ 3 次短促且强有力的咳嗽。咳嗽的同时收缩腹部，或用手按压上腹部，促进痰液咳出，咳嗽后可恢复原位。平静呼吸后，可重复以上动作，再次咳嗽。

对于胸痛或胸部有外伤而不敢咳嗽的人，应避免用力咳嗽而加重疼痛。如胸部有伤口，可以用双手或枕头轻压伤口两侧以保护伤口，避免咳嗽时胸廓扩展牵拉伤口而引起疼痛和影响伤口愈合。疼痛剧烈时，可遵医嘱使用止痛剂，30分钟后再进行有效咳嗽。

Q: 如何"叩背排痰"？

老年人肺功能减退，咳嗽反射较差，加之体力不足及病后卧床时间较长等，使得痰液难以咳出，导致气道内大量痰液滞留，以至于阻塞气道和呼吸困难。叩背能促使痰液沿气管向上移动，进行有效咳嗽、咳痰，将痰液从气管中排出，从而保持气道通畅，改善憋气症状，纠正缺氧。因此正确的"叩背排痰"非常重要。

"叩背排痰"操作方法如下。

（1）协助老人取侧卧位或坐位，叩击者手指弯曲并拢，使掌侧呈杯状，以手腕力量，从肺底自下而上、由外向内、迅速而有节律地叩击老人背部。

（2）对每侧肺叶叩击1~3分钟，每分钟叩击60~80次，叩击时发出一种空而深的拍击音则表明叩击手法正确。

（3）叩背时避开乳房、心脏、骨突部位及衣服拉链、纽扣等，叩背力量应适中，以老人不感到疼痛为宜。

（4）每次叩背时间以10~15分钟为宜，每天3次。

（5）应安排在餐后2小时至餐前30分钟完成，避免引发呕吐。

（6）叩背过程中应密切注意老人的反应，如有不适，立即停止。

Q: 如何在家中吸氧？

吸氧看似简单，但其实有很大的学问。现在的吸氧器材很多，都有相应的适应证，只有用对了才能更好地治疗疾病，用错了反而可能会加重疾病，甚至导致死亡。

家庭吸氧的仪器主要是家庭制氧机，氧流量为 3 ~ 10 L/min。那么，家庭氧疗该用到什么器材呢？

（1）鼻导管。鼻导管是临床最常见的吸氧设备。①优点：使用方便，氧流量恒定，耐受良好，活动自如，方便吃饭及交谈，可以用于慢性阻塞性肺疾病的老年人（氧流量为 1 ~ 2 L/min，高流量吸氧可能导致呼吸抑制）。②缺点：不适用于需要高流量吸氧的老年人，氧流量最大可达 5 ~ 6 L/min。必须保持鼻腔通畅，不能用于鼻腔完全梗阻的老年人，如果鼻腔中充满鼻涕，也会大大降低吸氧的效果。过高的氧流量可能引起老年人头痛或黏膜干燥。

（2）普通面罩。特点是通气孔大，空气容易进入，因此密闭性较差；有储氧部分，吸入氧浓度高于鼻导管，但不固定，就算把医院的墙壁氧气开到最大，也只有 50% 左右的氧气被吸入，故不需要担心氧中毒。适用于缺氧严重的老年人，但不能用于慢性阻塞性肺疾病的老年人。氧流量至少 6 L/min。

Q: 慢性肺病的老人，如何自我监测血氧？

慢性肺病包括慢性气道疾病（如慢性阻塞性肺疾病、支气管扩张、支气管哮喘等）、慢性间质性肺病（如间质性肺炎等）、慢性肺炎（如结核分枝杆菌等病原体感染导致的肺炎，或者是慢性放射性肺炎、慢性嗜酸性粒细胞性肺炎等）都会导致患者血氧饱和度下降，患者容易出现疲乏、呼吸困难、皮肤发绀等症状，严重影响生活质量。

在疾病的稳定期患者没有必要时刻监测血氧，但在急性加重期，因为会出现呼吸衰竭，所以需要时刻监测血氧，必要时及时吸氧，或者使用家用呼吸机以改善缺氧的症状。血氧饱和度是监测血氧的重要指标，血氧饱和度的正常值为95% ～ 100%。对慢性阻塞性肺疾病伴高碳酸血症型呼吸衰竭者，也就是存在二氧化碳潴留的患者，应该给予控制性吸氧或持续低流量吸氧，氧流量可控制在1 ～ 2 L/min，目标血氧饱和度范围为88% ～ 92%，以防止过高浓度吸氧引起二氧化碳分压继续升高。对慢性阻塞性肺疾病不伴有高碳酸血症型呼吸衰竭患者可以不严格控制氧流量，推荐氧疗的目标是血氧饱和度范围为94% ～ 98%。

目前监测血氧的方法也越来越简单，一个家用指夹式血氧仪就可以轻松测量血氧和心率。

吞咽困难者的居家照护

Q: 有吞咽困难的老人可能会出现什么问题?

吞咽困难是指食物从口腔至胃、贲门的运送过程中受阻而产生咽部、胸骨后或食管部位的梗阻停滞感觉。吞咽困难不仅给老人的健康和生命造成威胁,而且给患者、家庭及社会带来了极大的痛苦和沉重的负担。如果老人出现了吞咽困难,可能导致一系列问题。

(1)老人出现吞咽困难,大多是生理功能衰退导致的,老人咽喉处的软组织弹性变弱,就会增大老人吞咽食物时的吞咽面积,在吞咽时会感觉到费力,有梗阻、咽不下去的感觉,吞咽过程明显延长,所以很多老人在进食的时候会出现恐惧的感觉。

(2)进食作为老人日常生活的一部分,痛苦的吞咽过程和日益缩小的食物选择范围导致老人极易出现进食恐惧、焦虑、抑郁等不良情绪,严重影响其生理、心理健康。吞咽困难的老人往往在情绪方面会有很大影响,可能会导致老人出现心理和社会交往障碍,易出现烦躁的情绪。

(3)吞咽困难还易引起老人发生误吸。正常人发生误吸后,可以通过咳嗽反射将异物排出，但是由于吞咽困难的老人吞咽生理机制发生了损伤，不能够有效地将异物及时排出，食物经过声门进入气道，引起老人频繁呛咳。久而久之，这种频繁的急慢性误吸，就会导致老人发生吸入性肺炎，出现反复发热。

（4）吞咽困难发生后，老人的饮食量减少，没有办法满足老人的身体能量需求，会出现体重减轻。随着时间的推移，老人的免疫力就会迅速下降，继而导致老人营养不良、脱水等风险发生。

Q: 如何帮助吞咽困难的老人安全进食？

吞咽困难的老人多表现为平时喝水、吃饭呛咳，进食后能感觉到口腔中有食物残渣残留，并且吞咽完食物后觉得咽部有异物感。吞咽困难可影响食物摄取及营养吸收，还可导致食物被误吸入气管引起吸入性肺炎，严重者危及生命。因此，老人在进食过程中一定要掌握一些进食技巧及注意事项。

（1）喂食前准备：进食和喂食时不要看电视，不要聊天，避免进食时分神。检查老人口腔的状况（如有需要，为老人佩戴假牙，并检查是否佩戴妥当）。为老人准备容易吞咽的食物，其特征为密度均一、有适当的黏性、容易搓成团块而不易松散，通过咽部及食管时容易变形且不易在黏膜上残留，如鸡蛋羹、烂面条、水果泥、稠粥、米糊等。同时还应顾及食物的色、香、味，对肉类、蛋类、蔬菜、水果类等分类搅拌、分别盛放，保持食物的原有口味。

（2）进食中注意：进食时老人能坐起来就不要躺着，对于不能坐的老人，一般至少取仰卧位30°，且头部前屈，保障顺利进食。喂食者和食物都应位于老人健侧，应在老人容易看得到的位置。一般先喂少量流食，然后酌情增加。每餐花费 45 分钟左右为宜。进食时可语言提示老人缓慢进食。对于听不清的老人，可以将文字写在纸上来提醒老人。密切观察老人是否有吞咽困难的情况，如咳嗽、清喉咙、声音改变等。如老人进食过程中出现呛咳，应立即停止喂食，尽量鼓励老人将食物咳出，必要时及时就医。

（3）进食后照护：吞咽困难老人的口腔、咽部感觉和反射功能差，进食后口腔及咽部易有食物残留，若食物残渣流进呼吸道，易导致进食后发生吸入性肺炎。因此，进食后口腔清洁是吞咽困难的老人预防肺部感染的一项重要措施。

Q: 鼻饲老人如何服药？

对于无法经口进食的老人，鼻饲是获得营养成分非常重要的一个手段。而鼻饲给药与口服给药有着很大的不同，喂药不恰当会引起药效降低、不良反应增加、鼻饲管路堵塞等，鼻饲老人给药注意事项如下。

（1）鼻饲给药前，应先停止正在鼻饲的营养液。

（2）冲洗鼻饲管路：建议使用 38 ~ 40 ℃温开水，以减少消化道刺激。推注至少 15 mL 或 30 mL 温开水冲洗鼻饲管路并确认管路通畅及是否在胃内。

（3）将备好的药液经鼻饲管注入：液体制剂药物可直接使用。混悬液、乳剂需充分摇匀，将黏稠的药物适当稀释后使用注射器给药。

（4）遵医嘱可研碎的固体制剂：研磨容器不要求干燥，完成一次给药后将研磨容器洗净，即可制备下一种药液。

（5）清洗研磨容器并将冲洗液注入鼻饲管路：用适量温水冲洗研磨容器并将冲洗液经鼻饲管注入，重复 2 ~ 3 次，以确保药液完全注入。

（6）冲洗鼻饲管路：最后一次给药后，建议使用 38 ~ 40 ℃温开水，推注至少 15 mL 或 30 mL，脉冲式（一推一停）冲洗鼻饲管路。鼻饲管路一定要冲洗干净，以免造成药液黏附于管腔，引起药量丢失、吸收减少、药效降低或管腔堵塞，因此给药后需要进行有效的冲管操作。

（7）给药后密切观察用药效果及不良反应，必要时遵医嘱调整给药剂量。

Q: 鼻饲老人居家照护需要注意什么？

鼻饲是为了给不能经口进食的老年人提供营养和热能，满足机体代谢需要，维持水电解质及酸碱平衡，它是部分老年人维持生命的主要方法之一。鼻饲的家庭照护注意事项如下。

鼻饲前，首先确认胃管是否在胃内。每次鼻饲前都应该确认胃管的深度及日期，同时确定是否在胃内。方法一：查看胃管插入的刻度，是否与置管时标注的刻度一致；方法二：回抽胃内容物，若有胃内容物引出则证明在胃内；方法三：将胃管末端置于水中，若有大量气泡溢出，说明误入气管，应立即拔出。

鼻饲时，让老人尽可能采取侧卧位，头偏向一侧，将床头抬高 30° ~ 45° 或更高，以减少胃内容物反流的发生。鼻饲时先注射 20 ~ 30 mL 温开水，并确认食物的温度在 38 ~ 40℃，鼻饲的速度一定不能太快，否则会引起腹泻等并发症的出现。长期卧床的老人活动量少，摄入的总能量在标准值的下限即可。一般每天为 1400 ~ 1600 mL，分 5 ~ 6 次，每次鼻饲量为 200 ~ 300 mL。

在鼻饲过程中，每 4 小时抽吸胃液一次，观察胃潴留量，如胃潴留量超过 150 mL 时，则暂停鼻饲，必要时遵医嘱给予胃动力药。

结束鼻饲时，用温开水冲洗胃管，塞紧胃管接头，用纱布包裹胃管末端，并做好日常饮食记录。鼻饲后 30 ~ 60 分钟内保持床头抬高 30° ~ 45° 或更高，勿翻身叩背及移动老人，预防食物反流及吸入性肺炎的发生。

老年人由于机体的退行性改变，唾液分泌减少，抗感染能力减弱，容易发生菌群失调。因此，每日应行口腔护理 1 ~ 2 次，预防口腔感染等并发症。

Q: 老年人如何做好口腔护理？

进入老年阶段，牙齿各方面问题都开始逐渐显现，如牙齿松动、牙齿脱落，甚至全口缺牙，所以在日常护理方面更要特别注意。

（1）早晚刷牙是十分重要的。在选择牙膏时，首选含氟牙膏，每次刷牙持续 2 分钟，特别是晚上刷牙。因为睡觉的时候，唾液分泌很少，口腔得不到很好的保护，就容易产生牙菌斑。

（2）牙齿缝隙中残留食物会导致邻面龋，而牙签能把大块的食物残渣弄出来，但损伤牙龈的风险很大。因此建议老年人使用牙线，不仅可以弄出食物残渣，还可以清理一些软垢和牙菌斑。

（3）吃完饭后细菌落在牙齿缝里，通过每餐后及时漱口，可以把这些细菌清除掉，远离口腔病变。

（4）如果口腔干燥，可以使用无酒精的漱口水。通过喝水并在睡觉时使用加湿器来帮助保持水分。

（5）蔬菜、水果中含有钙、铁、铜等矿物质，其中钙是保护骨骼和牙齿健康的主要物质，常吃蔬菜可以增强牙齿硬度和牢固度。有研究显示，吃蔬菜、水果较少的中老年人比正常吃蔬菜、水果的中老年人的牙齿骨密度要低，也更容易产生各种牙齿问题。

（6）刷牙并不能完全代替洁牙，老年人每年定期洁牙 1 ~ 2 次才能真正清除牙齿上的牙菌斑及牙结石。另外老年人每半年进行一次口腔检查，有利于发现和治疗一些早期、自己不易发现的口腔疾病。

（7）牙齿缺损后，应及时进行修复，可以恢复牙齿功能，减缓牙齿脱落。如果佩戴可活动性假牙，每餐后都要清洁，睡觉前要取出可活动性假牙，并浸泡在清水或义齿清洁液中。如果进行种植牙修复可以避免摘戴，清洁也更方便。

第四节

行动不便老人的居家照护

Q: 老年人为何容易发生压疮?

压疮曾被称为褥疮,压疮发生最重要的原因是局部受到压迫,造成局部组织缺血缺氧,故也称为"压力性溃疡"。长期卧床和活动不便的老年人则成为压疮的好发人群。老年人容易发生压疮的主要原因如下。

(1)老年人皮肤的因素:老年人的皮肤弹性弱、干燥且松弛,皮下组织薄,抗压力、剪切力及摩擦力能力下降,极易发生压疮。老年人中大小便失禁的人比较多,皮肤直接接触粪便和尿液,使本来就脆弱的皮肤更加容易产生损伤,从而形成压疮。

(2)运动功能减退的因素:频繁的活动可避免同一组织长时间受压,能有效地降低压疮的发生概率,但老年人的运动功能减退,容易导致压疮的发生。

(3)营养的因素:缺乏营养也是老年人发生压疮的主要原因之一,营养摄入不足导致老年人体内营养缺乏,从而导致老年人身体抵抗力下降、心肌收缩力下降、缺血和缺氧等身体改变。故营养缺乏的老年人易产生压疮,而且压疮部位供血不足还会导致伤口难以愈合。

（4）力学的因素：压力、摩擦力、剪切力是造成压疮发生的重要因素，压力是最主要的因素。

Q: 活动不便的老人如何避免压疮？

随着老年人越来越多，老年人的居家护理显得尤为重要，对于长期卧床或者行动不便的老年人来说，有的压疮是不可避免的，但有些压疮是可以避免的。

（1）每日检查全身皮肤情况，特别是骨突处的皮肤及皮肤褶皱处的情况。

（2）保持皮肤清洁，用温水清洗，不要用带有刺激性的沐浴露等物品清洁皮肤，不要用力揉搓皮肤，皮肤清洁后需要用保湿霜进行涂抹，防止皮肤干燥脱水。出汗较多时，需要及时更换衣裤和床单等物品，大小便失禁者务必及时用温水清洗局部，并在皮肤局部涂上皮肤保护剂，以保护皮肤避免受到刺激。

（3）保护皮肤：使用热水袋或冰袋时，不可将热水袋及冰袋直接与皮肤接触，可用毛巾包裹热水袋及冰袋，以防止烫伤、冻伤；对皮肤干燥的老年人可使用润肤剂保护皮肤。

（4）定时更换姿势，每隔2小时，需要进行姿势的更换，以减少局部皮肤受压，遏制压疮的进展。

（5）营养均衡，吃富含蛋白质、维生素和矿物质的食物。

（6）尽量使用松软的物品，在受压部位可以使用棉垫或者其他松软的物品（如靠垫、靠枕等，避免使用有硬拉链的靠垫）来减缓重力对骨突处的压力；对于极度消瘦的老人可以选择防压疮气垫。

Q: 老人出现压疮后，应该如何处理？

居家老年人常患有多种疾病，生活不能自理，常伴有压疮的发生，现在居家老人发生压疮已成为居家护理面临的严重问题。压疮最常见的危害就是出现感染，感染以后可能会导致各种疾病的发生。压疮的发生影响老年人的健康状况及生活质量，那应该如何处理呢？

正确使用防压疮设备：根据家庭中已有的资源选择合适、有效的减压设备，如泡沫敷料、海绵床垫、水垫、充气减压气垫床等。

更换体位：每2小时变换体位，帮助老年人更换体位的过程中避免推、拖、拉等动作。坐轮椅的老年人每15分钟更换一次臀部受压位置。

皮肤护理：每天检查皮肤伤口2次，检查有无发红、破溃等情况。保持皮肤伤口处清洁，每日清洁一次，用生理盐水清洁伤口，干后涂抹皮肤保护剂。尽量减少局部压迫，勤更换姿势，必要时咨询医护人员，选择适合的皮肤护理敷料。大小便失禁、肛周淹红破溃者应及时用温水清洗局部皮肤，并在局部及破溃皮肤处涂抹油性药膏，以保护局部皮肤及伤口，避免再次受到刺激，防止破溃加重。

改善营养：加强营养，保障蛋白质、维生素A、维生素C、叶酸，以及矿物质锌、铁、镁等营养物质的摄入，促进压疮伤口的愈合。

Ｑ: 长期卧床老人如何正确摆放功能体位？

为什么偏瘫老人的肢体常常感觉疼痛？为什么肌张力会高？为什么肢体会水肿？这往往与老人的肢体摆放有一定关系。肢体摆放正确可以预防关节挛缩、畸形、足下垂等，为进一步康复训练创造有利条件。

（1）患侧卧位：患侧在下、健侧在上的侧卧位是最有助于病情恢复的体位。

1）头部患侧置于高度为 10 ~ 12 cm（与一侧肩膀同高）的软枕上，上颈段轻度前屈，躯干轻度后旋，后背垫靠软枕以防躯干后仰。

2）患肩前伸，避免肩关节受压。

3）上肢前伸，与躯干的角度不少于 90°，肘关节伸直，前臂旋后，掌心向上，腕关节自然背伸，手指伸展。

4）患侧下肢髋关节略后伸，膝关节微屈，踝关节保持中立位。

5）健侧上肢自然放置于体侧。

6）健侧髋、膝关节屈曲，也可在其下垫软枕支撑。

（2）健侧卧位：健侧在下、患侧在上的侧卧位是老人最舒适的体位。

1）头部健侧置于软枕上（高度同患侧卧位），躯干与床面呈直角，胸前放置一略高于躯干高度的软枕。

2）患侧上肢充分前伸，放于软枕上，将患肩拉出，肩关节前屈 100° 左右，肘伸直，腕背伸，手指伸展，软枕长度应超过手指。

3）患侧下肢髋、膝关节屈曲，呈迈步状放置在身体前方的软枕上，踝关节保持中立位。

4）健侧上肢自然舒适放置在体前。

5）下肢轻度屈髋屈膝，自然放置。

（3）仰卧位：面朝上的卧位，尽可能少用或与其他体位交替使用。

1）头部垫薄枕，患侧肩胛骨和骨盆下垫薄枕。

2）患侧髋下、臀部、大腿外侧放垫枕，防止下肢外展、外旋。

3）膝下稍垫起，保持伸展微屈，足保持中立位。

4）足底部避免直接接触任何支撑物，以防因阳性支撑反射引起足下垂。

如何选择便盆和使用？

市面上的便盆主要有三种。

塑料便盆：材质较硬，使用起来不太舒服，同时放置困难，容易导致皮肤擦伤，不推荐使用。

充气便盆：柔软，可根据体重调节压力，比较舒适，适用于排便时间较长的老年人。

插入式便盆：曲面设计，很容易放入老年人臀下，插入臀下的部分有针织套，尾部有把手，方便拿放，推荐使用。

插入式便盆使用步骤如下。

（1）对老人神志、情绪、活动能力等进行评估。

（2）对环境进行评估，注意保护老人隐私。

（3）打开被子盖于对侧，操作者在床边双腿打开同肩宽并站稳，协助老人将裤子脱至膝盖处。

（4）操作者左手臂放在老人双大腿下，右手将护理垫从下向上平铺于老人臀下，将便盆扁平端向着头部方向轻轻送入老人臀下。

（5）在老人双膝关节腘窝处分别垫软枕支撑。

（6）在会阴部上方盖护理垫，防止排便时污染被褥。

（7）盖好被子，观察老人一般情况。

（8）排便完毕，打开盖被，撤掉会阴部上方的护理垫，左手轻抬老人大腿，撤掉便盆，盖上便盆盖，协助老人用卫生纸及湿厕纸擦净肛门及肛周皮肤，必要时使用温水进行清洗。

（9）撤掉软枕，为老人整理衣裤，取舒适体位；保持床单清洁、干燥，盖好被子，开窗通风。

（10）观察老人排泄物性状，整理物品。

Q: 如何正确借助轮椅移动老人？

下肢功能障碍的老人在恢复期，往往离不开一些辅助工具，轮椅就是最常用的代步工具。在使用轮椅的过程中，如果存在一些不恰当的地方，就会存在安全隐患。为了保障老年人的安全，照护患者应学会正确使用轮椅。

（1）老人由床上移至轮椅上。

1）检查轮椅是否安全可用。

2）给老人穿好衣服，防止受凉。

3）将轮椅移至床边，使轮椅与床尾成45°，或与床尾平行放置，并收起脚踏板，刹住轮闸，固定轮椅。

4）将老人面朝下床的床沿侧卧，操作者站在床侧旁，面向床尾，近床侧的脚放置在前，另一脚放置在后。

5）操作者近床侧的手伸入老人颈肩下，另一手伸入老年人膝盖或小腿下，转身将老人扶起，再使老人的双脚垂下，靠床沿边坐起，帮其穿上鞋子。

6）操作者面对老人站立，双脚分开，请老人将双手放于操作者肩膀上，操作者环抱老人的腰部，双膝盖抵住老人双膝盖，使老人稳站于地。

7）操作者支撑老人转身，再协助老人坐到轮椅上，放下脚踏板。

8）上坡时操作者腰稍弯，用力向前稳推轮椅；下坡时，操作者以倒走的方式使轮椅跟着操作者慢慢向下。

（2）老人由轮椅返回床上。

1）将轮椅推至床旁，使轮椅与床尾成45°，或与床平行放置，收起固定脚踏板。鼓励老人站立时尽量用较有力的脚帮忙支撑其体重。

2）操作者面向老人，双膝盖抵住老人双膝盖，或分开双脚，左膝抵住老人右膝盖。请老人将双手放于操作者肩膀上，操作者双手臂夹住老人腰部或提起腰带，协助老人稳站于地。

3）确定老人较有力的腿稳定站立，并使老人的腿部后面顶住床。操作者屈曲膝盖，慢慢地使老人身体放低，直到老人舒适、平稳地坐于床沿。

4）协助老人脱下鞋子和衣服，并使老人舒适卧位。

Q: 长期留置尿管的老人需要注意哪些方面?

很多老年人尤其是老年男性患者患有前列腺疾病，导致排尿困难，需要长期留置尿管。对于这样的老年人，尿管的护理极为重要，居家护理时注意主要做到以下几点可以明显减少并发症。

（1）每日对患者会阴皮肤进行清洁、消毒，1天2次；1周更换1次集尿袋；1个月更换1次尿管，更换尿袋时一定不要污染尿管，更换尿管需要由专业人员操作，不可自行更换。

（2）保持床单的清洁、干燥，勤换内衣裤。对造瘘口、尿道口每日用0.5%的碘伏棉球擦洗2次，会阴部每日清洁2次。当大便污染时，应及时清洁、消毒。

（3）患者翻身或下床活动时，应注意尿管的位置，妥善固定尿管，避免尿管受牵拉。对卧床者可用别针将尿袋别在床旁的床单上，对能起床活动的患者，可将尿袋别于裤腿上，避免限制患者活动。

（4）嘱患者食用清淡、容易消化、富有营养的食物。可选用瘦肉、鱼、牛奶、豆制品等，多食新鲜且含膳食纤维的蔬菜，如青菜、韭菜、芹菜、番茄等，在无禁忌的情况下可多食用一些水果。忌食辛辣、刺激性食物，防止便秘。

（5）适当多饮水，多饮水可以起到预防泌尿系统感染的作用，同时减少管路堵塞的发生。保持尿袋低于耻骨联合或膀胱的位置，防止尿液逆流而引起泌尿系统感染。注意观察尿管是否通畅，防止扭曲折叠。尿管应定时开放，每2～3小时开放一次，以训练膀胱肌肉的收缩功能。

留置尿管后仍然可以活动，做到以上这些，可以最大限度保持正常生活。

谵妄患者的居家照护

Q: 什么是谵妄?

由于老年人整体身体功能的减退,多种疾病共同存在,谵妄的发生常常容易被忽视。

谵妄是由于急性脑功能下降所致,常伴认知功能改变和意识障碍,又称急性意识混乱状态。老年人谵妄发病率非常高,据统计 15%～75% 的老年住院患者可以出现谵妄,在不同的环境下,谵妄的发病率差异还是比较大的。导致谵妄发生的因素有很多,感染、发热、疼痛、抑郁、急性疾病等都是引发谵妄的相关因素,而谵妄与痴呆相互为危险因素,痴呆的患者会出现谵妄,谵妄发生后老年人患痴呆的风险会增加,谵妄与痴呆在表现上很相似,需要进行鉴别。

(1)谵妄起病急,数小时内或者 2 天内出现症状,而且症状在一天内轻重变化不一;痴呆起病慢,且病情逐渐加重,病情变化的时间按月或者年来计算。

(2)谵妄患者最突出的症状是注意力下降、意识改变、睡眠时间改变;痴呆患者最突出的症状为记忆力障碍,随着病情的加重，逐渐出现学习和执行力下降，最后出现精神行为异常，同时可能出现谵妄。

（3）谵妄发生后，针对相关病因进行治疗，症状即可缓解；痴呆的病程较长，症状逐渐加重且不可逆转。

Q: 老年人发生谵妄，可能有哪些表现？

谵妄是一种严重的神经精神综合征，起病急，发病时老年人的注意力、记忆力、感觉、思维等功能发生异常，严重时老年人会意识不清。谵妄在老年疾病中较为常见，症状严重时，会导致致命性损害，故谵妄是老年精神疾病中的"不速之客"。谵妄的表现很复杂，需要专业评估。对于症状表现隐蔽且合并有神经精神疾病的老年人来说，谵妄可能是身体出现问题的唯一警示，及时发现与处理谵妄很重要。

（1）注意力障碍：注意力不能集中、保持或转移，无法保持交谈。

（2）思维障碍：语言不连贯、无逻辑性；对话时语无伦次、突然出现主题转换；无法决定或者解决事情。

（3）意识障碍：喜欢睡觉，很难保持清醒，不能适应周围环境。

（4）记忆障碍：表现为短期记忆障碍。

（5）语言功能障碍：说话模糊，找词困难，严重的老年人会出现失语。

（6）精神行为障碍：易怒、不安，不停变换姿势或手部活动，活动明显下降。

（7）睡眠障碍：白天困倦，晚上失眠，出现间断睡眠。

（8）情感障碍（最常见）：恐惧、偏执、焦虑、抑郁、易激惹、淡漠、愤怒、欣快，有时可出现被害妄想。

Q: 如何看护谵妄的老人？

谵妄在居家老人中时有发生，但因无法及时诊断，从而易耽误病情，导致预后较差，护理谵妄的老人需注意以下几点。

（1）创建优质的环境，确保患者的安全。应该将患者置于安静、舒适、物品摆放简单、不存在危险物品的房间内，从而减少外界干扰。

（2）保证睡眠，建立规律的作息。白天保持足够的光线，夜间闭灯，做到有效区分白天与黑夜。在室内放置钟表及台历，让老人有时间观念。必要时就医，给予药物镇静。调整好睡眠，促进老人脑功能的恢复。

（3）适当与老人沟通，促进情感交流，了解其需求。需要和老年人面对面说话，注意语言要清晰简单，避免使用难懂的词语，最好与老人沟通时谈老人熟悉、感兴趣的内容。

（4）加强居家护理，防止合并症的发生。保证患者营养平衡；要让老人细嚼慢咽，应有充足的耐心，不要催促老人进食；有吞咽困难、意识障碍的老人，应及时就医，以保证营养的摄入；鼓励老人下床活动，老人需在家人陪同下进行散步等活动；卧床的老人，应每2小时翻身一次，防止压疮的发生。

第六节

血压、血糖的监测和相关疾病防治

Q: 测量血压需要关注的环节有哪些？

不少老年人在家中都备有血压计，血压计是医疗器械，要想血压测量准确、真实反映血压情况，在使用时需要注意以下环节。

（1）血压计的选择：推荐家庭自测血压时使用经国际认证（如 AAMI、BHS、ESH）的电子血压计。优先推荐上臂式全自动电子血压计，其准确性和重复性较好，测量方法易于掌握。用腕式血压计测量血压时不需要暴露上臂，适合在寒冷地区或脱衣服不方便者使用；但由于此种血压计测量的是远端桡动脉的血压，加上老年人往往患有动脉硬化等疾病，测量的血压数值波动较大，且不同血压计之间测量结果差别较大，一般情况下不推荐。

（2）测血压前 30 分钟内避免吸烟、喝酒、喝咖啡和浓茶等饮品，避免剧烈运动，建议排空膀胱，在安静环境下休息至少 5 ~ 10 分钟后测量。

（3）需要准备适合患者手臂高度的桌子，以及有靠背的椅子；也可采用更舒适的落座条件，如沙发等稍矮一些的座位，但应尽可能确保捆绑袖带的上臂与心脏处于同一水平。保持全身肌肉放松，避免紧张、焦虑、激动等情绪。

（4）使用大小合适的气囊袖带，气囊至少应包裹 80% 的上臂；测量时尽量裸露出上臂，将袖带紧紧贴缚在被测者的上臂，袖带边缘不要卷起；袖带的下缘应在肘弯上方 2 ~ 3 cm 处；一般认为能塞进 2 个手指为松紧适度。

（5）首次测量的时候，应测量左右上臂血压，之后通常测量较高读数一侧的上臂血压。健康人两上肢的血压可不相等，左右两侧血压相差 10 ~ 20 mmHg，右利手人群一般是右侧高、左侧低。

（6）偏瘫老人，应测健侧血压；对于持续血压监测的老人，最好固定测量一侧肢体，同时固定时间、相同体位、同一血压计测量，以便于比较。

（7）血压计应每年至少校对一次，建议选择销售厂家进行校准，也可以在就诊时携带家用血压计，与医院血压计测出的数值进行比较。

Q: 老人如何选购家用血压计？

老人如何选购血压计？水银血压仪、电子血压计选哪个好？

关于水银血压计，需定期校正，老人自己操作不便利，如果水银溢出，不但污染空气，而且会导致数值不准确，老人如果不了解情况擅自调药，会影响治疗效果，故不推荐使用。

推荐老人使用电子血压计。电子血压计测量方法容易掌握，便于携带和重复测量，还可以测量脉搏、储存血压和脉搏数据。

市场上的电子血压计一般有三种：上臂式电子血压计、腕式电子血压计、指夹式电子血压计。

腕式电子血压计不推荐使用。其测定结果受手腕位置及腕部解剖结构的影响较大，通常仅适用于在寒冷地带脱衣不方便者、没有合适袖带的肥胖者或是行动不便的残疾人等，在特殊情况下考虑代替使用。

指夹式电子血压计不推荐使用。因为它的测量数值与上臂血压可能差别较大，而且变异的情况比较多。

上臂式电子血压计推荐使用。建议选用通过国际认证（ESH、AAMI 或者 BHS 认证）的电子血压计进行血压测量，这一类血压计的准确性和重复性均较好，测量方法易于掌握，是居家测量血压的首选。

因此，在选购电子血压计时，应注意看有无国际认证标识。尽量选择售后服务好的大品牌，其技术力量比较强，血压计稳定性比较好。在使用期间，应定期进行校准，至少每年 1 次，可在购买处或就医处寻求帮助，进行校准。

Q: 糖尿病老人如何监测血糖？

血糖的自我监测是糖尿病教育中很重要的一点。患有糖尿病的老年人，除了定期来医院抽静脉血进行血糖化验，还需要在家自己测血糖，以了解自身血糖的情况，可在就诊时给医生提供参考，并对自己的饮食进行调整。所以，正确的测量方法尤为重要。

（1）测血糖前，首先要用温水洗净双手，再用酒精消毒采血手指，待手指完全干后再采血。采血部位为掌侧手指端周边皮肤，因周边皮肤痛感较轻。不要扎手指端的中间部位，因为此部位很敏感，扎起来很疼，且反复被扎会造成神经损伤，从而对外界环境变化不敏感，容易造成意外伤害。另外，扎破皮肤的深度以轻轻挤压就能出血为原则。如果扎的深度浅了，需要用力挤压才能出血，这样组织液就会混在血液中，造成所测血糖值不准确。

（2）采血针为一次性使用，多次重复使用会引起感染，还会增加痛感。有些品牌的血糖试纸对打开后的有效期也进行了规定，所以，要在试纸包装上注明开启时间，在有效期内使用，以免造成测量结果不准确。

（3）测空腹血糖需要空腹 8 小时，早晨醒来后立即测血糖。餐后血糖是从吃第一口饭开始算时间，到 2 小时开始测血糖；一顿饭最好在半小时内吃完。另外，不管什么时间，只要出现心慌、出汗、无力或者认知障碍（就是平常所说的糊涂），就要立即测血糖，看是否发生低血糖。

Q: 如何正确注射胰岛素？

胰岛素在治疗糖尿病过程中有举足轻重的地位，皮下注射是糖尿病患者注射胰岛素的最基本的给药方式。

（1）注射胰岛素前要检查胰岛素剂型是否在有效期内，是否密封无损。短效胰岛素外观清亮透明，若发生浑浊一定不能使用。使用预混胰岛素时要将胰岛素摇匀，可放在双手中间反复搓动。

（2）未开封的胰岛素放置在冰箱中以 2 ~ 8℃保存，已开始使用的胰岛素放置在室温中就可以了，不需要放入冰箱保存。

（3）胰岛素注射前一定要选择75%的酒精对皮肤消毒，如果没有酒精，可以用生理盐水或者注射用水进行局部皮肤清洁。千万不要使用含碘的消毒剂，如安尔碘、碘酒、碘伏，都不能使用。

（4）注射胰岛素的常用部位有腹部、双侧上臂三角肌及双侧大腿外侧，其中注射最多的是腹部。腹部具体注射部位是以脐为中心，在3横指以外的部位，即脐周3横指以内不要进行注射。因为腹部作为胰岛素的注射部位，低头便能看到，视野操作较方便，而三角肌的外缘和双侧大腿的外缘，视野容易被遮挡，操作也比较麻烦。同时腹部脂肪相对较厚，可以满足皮下注射的要求。

（5）注射时选择正确的剂量，胰岛素笔都有注射剂量显示，方便老年患者选择正确的剂量。

（6）很多老年人打胰岛素时反复使用注射针头，这样的做法是不可取的。因为这些针头在说明书中明确说明是一次性使用的，若反复使用就有折断的危险，而且反复使用的针头容易引起皮下组织损伤，使患者产生不适症状。

（7）注射时用左手拇指和食指捏起皮下注射的皮肤，右手持注射笔垂直进针，推注胰岛素完毕后停留10秒再拔针，防止胰岛素溢出浪费。

以上就是在注射胰岛素时需要注意的问题，按照以上规范操作就可以达到治疗目的，其实注射胰岛素并不复杂。

Q: 老人发生低血糖，如何紧急处理？

据相关研究发现，低血糖比高血糖更凶险。低血糖的发生是快速而直接的，有时甚至是致命的。而由于老年人常伴有多种器官功能减退，并且对低血糖的耐受性差，进而更容易发生严重低血糖，出现头晕、烦躁、定向障碍、癫痫发作等表现，甚至瞬间丧失意识引发昏迷。

老年人发生低血糖时的紧急处理措施如下。

（1）意识清楚的老人立即平躺或坐下，迅速口服 15～20 g 糖类食品（如 2～5 个葡萄糖片、10 块水果糖、150～200 mL 新鲜水果汁或其他含糖饮料、一杯脱脂牛奶、一大勺蜂蜜等）。

（2）对意识不清或已经昏迷的老人，不要喂老人进食任何食品，否则有窒息风险，应让老人侧躺保持气道通畅并立即拨打急救电话。

（3）进食 15 分钟后复测血糖，血糖值以 3.9 mmol/L 为标准，若未达标可再次进食，可以多次循环，直到血糖值超过 3.9 mmol/L。

（4）血糖恢复正常后，如果距离下次进餐还有一段时间（超过 1 小时），要适当补充零食（如面包、饼干等）以保持血糖稳定，帮助老人身体恢复糖原储备。

第七节

老年人生活起居的照护

Q: 老年人穿衣有哪些小窍门？

对于老年人来讲，穿衣是非常重要的一门学问，尤其是对于患不同疾病的老年人，穿衣更是重要。

（1）心、脑血管疾病患者，最好别穿领口紧的衣服。

有些老年人为了暖和特别喜欢穿领口紧的高领衣服。老人穿过紧的衣服，不仅会影响颈椎的正常活动，还会使颈部的血管受到压迫，从而诱发心动过缓、血压下降、头晕乏力等症状。因此，老年人最好选择领口宽松的衣服，尤其是患有心、脑血管疾病的老年人。

（2）静脉曲张患者，要选择合适的鞋袜。

静脉曲张患者的血液回流本就不顺畅，很多患者可能还伴有下肢水肿的情况，如果再选择挤脚的鞋、过紧的袜子来穿，对下肢的血液回流特别不利，就会出现脚胀、脚肿、脚凉、腿脚麻木等症状。所以，老年人尽量选择合适的鞋子和袜子。如果老年人条件允许，可以在血管外科医师的指导下选择一双适合自己的医用弹力袜，减轻静脉曲张的症状。

（3）患有慢性支气管炎、肺气肿的老年人，最好四季都穿背心。

这些老年人往往免疫力较差，受凉后特别容易诱发气管炎、肺炎等疾病。老年人要重视背部的保暖，最好穿件棉背心，即使是夏季，最好也要穿一件单层的纯棉背心，还要多做背部按摩。

（4）皮肤病患者尽量别穿化纤衣服

老年人的皮肤比较薄、脆弱、干燥、不易排汗，尤其是患有皮肤病的老年人，如果再选择不透气的化纤衣服，特别容易引起皮肤干燥、瘙痒、皮炎等不良反应。因此，老年人应尽量选择透气性好的纯棉衣物。

Q: 老年人驾驶时应注意什么？

随着社会的不断发展，老年人开车的现象越来越普遍。有些老年人已经拥有几十年的驾龄，但很多子女仍对老人开车表示担心，担心其基础病会影响老人的安全驾驶能力。新交通法规定：70岁以上老年人报告驾驶证时，需提供个人体检报告及注意力、反应力、听力测试报告等。

老年人驾驶应该注意以下几个方面。

（1）老年人若患有一些会导致记忆、判断或日常复杂活动能力等方面严重受损的疾病，会影响老年人驾驶安全，建议禁止驾驶。这些疾病主要包括中度和重度痴呆、重度运动障碍、心律失常、睡眠障碍，以及各种原因的晕厥等。

（2）某些药物会影响老年人协调能力、延长反应时间，可增加事故发生的风险，建议停止驾驶。这类药物如精神类药物、抗癫痫药物、肌肉松弛药物、降糖药物等。

（3）视力／听力受损的老人禁止驾驶，如眼部黄斑变性患者、青光眼及白内障患者等。

（4）驾驶前尽量熟悉路况，避开高峰期，尽量避免高速行驶、夜间行驶。

（5）老人需要定期体检，尽量在身体健康且没有压力的情况下开车。

（6）根据自身基础疾病，在车内备一些相应的常用药物，如高血压的患者备降压药，有冠心病史患者备硝酸甘油或速效救心丸等。

Q: 老年人如何养成科学的睡眠习惯?

世界卫生组织建议，65 岁以上老年人每天的睡眠时长宜为 7 ~ 8 小时。但现实中，老人的睡眠时长较难达到这一标准。由于生理因素、疾病因素、社会因素等综合原因，很多老人每日平均的睡眠时长不足 5 小时。长期睡眠不足或睡眠质量差、睡眠时间过长都会使老人的身心健康受到影响，因此科学的睡眠习惯非常重要。

科学的睡眠习惯主要包括以下几方面。

（1）白天限制咖啡因的摄入，尽量少喝咖啡及浓茶。睡前 4 ~ 6 小时避免喝咖啡、浓茶及吸烟等，以免兴奋大脑。

（2）睡前限制液体摄入，避免晚餐进食过多，睡前解小便以减少起夜。

（3）白天可以适当锻炼，以不累为宜。睡前 3 ~ 4 小时应避免剧烈运动。

（4）卧室环境应安静、舒适，保持适宜的光线和温度。

（5）尝试入睡前 1 小时开始放松，如听舒缓的音乐或进行简短的按摩以放松肌肉。

（6）保持规律作息，尽量每天同一时间段起床和入睡。限制白天午睡时间及频率。

Q: 哪些食物属于"补钙能手"？

日常食物中，含钙高的食物包括：牛奶及乳制品、大豆及豆制品、小鱼及虾皮虾酱等海藻类、油菜和小白菜等蔬菜类。其中牛奶及乳制品是补钙最佳"能手"！

牛奶钙含量较多，吸收率较高。每 100 mL 牛奶（平均值）中含有蛋白质 3.0 g，脂肪 3.2 g，碳水化合物 3.4 g，还含有人体需要的其他营养素。100 mL 牛奶中钙元素的含量约为 104 mg，也就是说每摄入 250 mL 牛奶，可补充钙 260 mg。

另一种我们常食用的奶制品——酸奶的钙含量与牛奶相当或略高于牛奶，每 100 mL 酸牛奶（平均值）中含 118 mg 钙。

还有一种常见的奶制品是奶酪。奶酪的种类很多，其中含钙量丰富的是干酪，100 g 干酪约含 799 mg 钙。但要注意的是有的奶酪中钠的含量也较高，不适宜高血压、肾脏病患者食用。而某些再制奶酪，钙含量较低，故选择奶酪时应注意营养标签。

豆制品是我国居民膳食的常见食品，但因加工方法及添加成分不同，钙的含量差异较大。鱼和贝壳类水产品、黄绿色蔬菜也是钙含量较高且吸收利用较好的食物。

综合考虑含钙量和吸收率两个方面，老年人增加钙摄入最简单便捷的方法就是增加牛奶及乳制品的摄入。